国家中医药管理局国家中医临床研究基地重点研究病种糖尿病业务建设第二批专项课题资助

社区糖尿病管理简便手册

主　编　吴云川　　方朝晖

副主编　郝　锋　　赵进东　　王宇航

编　委　王建珠　　杨小存　　韦庆波

　　　　徐　飔　　林法财　　桑佳佳

　　　　袁　斌　　孔心甜

U0254465

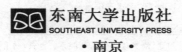

东南大学出版社
SOUTHEAST UNIVERSITY PRESS

·南京·

内 容 提 要

　　这是一本应用于社区糖尿病管理的宣传科普读物,书中从糖尿病的发病机制、临床特征、诊断、运动干预、饮食干预、中西药物治疗和常见并发症防治等方面进行了浅显易懂的讲解说明,共计有二十讲内容。

　　本书通俗易懂,内容丰富,简明实用,可供糖尿病患者阅读运用,也适合于基层医院的科普宣传人员和慢病管理医务人员阅读参考。

图书在版编目(CIP)数据

　　社区糖尿病管理简便手册/吴云川,方朝晖主编.—南京:东南大学出版社,2020.10(2023.10 重印)
　　ISBN 978-7-5641-8766-8

　　Ⅰ.①社… Ⅱ.①吴… ②方… Ⅲ.①糖尿病-防治-手册 Ⅳ.①R587.1-62

　　中国版本图书馆 CIP 数据核字(2019)第 296518 号

社区糖尿病管理简便手册
Shequ Tangniaobing Guanli Jianbian Shouce

主　　编:	吴云川　方朝晖
出版发行:	东南大学出版社
出 版 人:	江建中
社　　址:	南京市四牌楼 2 号(邮编:210096)
经　　销:	全国各地新华书店
印　　刷:	广东虎彩云印刷有限公司
开　　本:	889 mm×1194 mm　1/32
印　　张:	3.25
字　　数:	73 千字
版 印 次:	2023 年 10 月第 1 版第 3 次印刷
书　　号:	ISBN 978-7-5641-8766-8
定　　价:	24.00 元

本社图书若有印装质量问题,请直接与营销部联系。电话(传真):025-83791830

前　言

糖尿病是由于体内胰岛素相对或绝对不足,以血中葡萄糖水平升高为特征的代谢紊乱疾病群,包括糖、脂肪、蛋白质代谢紊乱及由此产生的诸如心、脑、肺、肾、骨骼、血管、神经、皮肤、眼、耳、口腔、足等各种组织器官的功能障碍。随着现代生活方式的改变和人口老龄化趋势的不断加速,糖尿病已成为继心脑血管疾病、肿瘤后的世界上第三大主要死亡原因之一。根据2013年国际糖尿病联盟(IDF)统计,全球20~79岁成年人共有3.82亿人患有糖尿病,患病率高达8.3%,其中中国是糖尿病患者最多的国家,对国家和患者家庭造成了沉重的经济负担。在糖尿病中,又以2型糖尿病(Type 2 Diabetes Mellitus, T2DM)为主,占病人总数的90%以上。2010年,我国进行了涵盖19个省市的糖尿病标准化患病概率调查,调查人数达到了425 256人,以糖化血红蛋白值≥6.5%为标准,糖尿病标准化患病概率达到了11.6%,糖尿病患病人数已经达到了1.139亿,而糖尿病前期患病率则到了让人吃惊的50.1%的比率,其人数达到了4.934亿。这一次的调查结果说明了我国目前已经有接近一半的成人达到了准糖尿病阶段。因此,我们需要尽快掌握应对这种疾病的方法,建立能够有效应对慢性疾病的医疗卫生系统。"中国糖尿病管理模式探索项目"5年的探索研究表明,社区糖尿病管理可以很好地控制糖尿病患者的血糖水平,其规范化管理与防治的作用逐渐受到重视。近年来,我国糖尿病管理主要通过以下措施：加强糖尿病健康教育，社区建立糖尿病教育小组；饮食治疗；运动治疗；心理指导和护理；在社区管理下督促患者合理用药。同时各社区开展各式各样的特色管理加强糖尿病管理的效果。因此，我们通过国家中医药管理局中医临床研究基地业务科研专项建设第二批研究课题的资助研究发现，糖尿病宣传教育具有重要意义。它让患者能够正确认知糖尿病，是很重要的工作。因此，我们结合研究工作，在前期发放的宣传材料和进行社区讲座的文字材料基础上编写了这本糖尿病科普读物，从糖尿病的不同角度进行讲解和说明，力求使糖尿病患者能够了解自己的病情和知晓干预防治的方法。

编　者

2020 年 1 月

目　　录

第一讲

什么是糖尿病

　　糖尿病是一组以高血糖为特征的代谢性疾病,由胰岛素分泌缺陷或胰岛素抵抗或二者均有而引起的。胰岛素之所以重要,是因为它具有将葡萄糖从人体血液中转移到细胞中的作用,此外,胰岛素还会对人体的新陈代谢产生许多其他的影响。

 血糖是什么

　　血糖是指血中的葡萄糖。葡萄糖是人体能量的重要来源,是人体组织、脏器正常运作的动力,因此血糖必须保持在一个相对稳定的动态平衡状态才能满足体内各器官和组织正常工作的需要。

 胰岛素是什么

　　胰岛素是胰岛细胞分泌的一种可以降低血糖的激素。人体必须依靠胰岛素才能使血液中的葡萄糖进入细胞产生能量。如果胰岛素的数量不足,会导致葡萄糖进入细胞的数量减少,糖只能留在血液里,最终引起血糖升高。如果胰岛素的数量足够,但发挥作用的胰岛素偏少,使得转化糖的效率下降,即我们通常所称的"胰岛素抵抗",使糖还是留在血液里,仍会导致血糖升高。

 常见的糖尿病类型有哪些

　　通常糖尿病会分为四型:1 型糖尿病、2 型糖尿病、妊娠糖尿病和特殊类型的糖尿病。

1 型糖尿病又称胰岛素依赖型糖尿病,多发于儿童和青少年人群,起病比较急,由体内胰岛素绝对不足所致,必须依赖外源性胰岛素替代治疗才能获得满意疗效。1 型糖尿病绝大多数是自身免疫性疾病,与遗传因素相关。

2 型糖尿病又称非胰岛素依赖型糖尿病,多在 35～40 岁之后发病,占糖尿病患者的 90% 以上。2 型糖尿病的发病主要与肥胖、胰岛素抵抗、胰岛素分泌缺陷有关。2 型糖尿病患者体内产生胰岛素的能力并非完全丧失,有的患者体内胰岛素甚至过多,但胰岛素的作用效果较差,因此患者体内的胰岛素是一种相对缺乏的状态。2 型糖尿病患者多数体重超重或肥胖。长期的饮食不节制和摄取高热量食物的习惯,导致患者形体肥胖,引起胰岛素抵抗,最终促使血糖升高。多数病人在控制饮食及口服降糖药后可控制血糖,但仍有一些病人需要通过外源胰岛素控制血糖。

妊娠糖尿病是一种在孕期发生的血糖升高现象。妊娠前已患有糖尿病的患者妊娠,称糖尿病合并妊娠;另一种为妊娠前糖代谢正常或有潜在糖耐量减退,妊娠期才出现糖尿病,称为妊娠期糖尿病。妊娠期糖尿病患者的糖代谢多数于产后能恢复正常。孕妇的糖尿病对母婴均有较大危害,而且在步入中老年后,这类患者患 2 型糖尿病的概率会变大。女性在怀孕后吃得太好、控制不住体重容易患上糖尿病,超过 30 岁的女性孕期患糖尿病等并发症的概率更高。此外,遗传因素和内分泌因素也是引起妊娠期糖尿病的重要原因。怀孕之后,孕妇体内的内分泌系统会发生很大的变化,诸如胎盘生乳素、甲状腺激素等激素水平会增高,这些激素对胎儿发育有利,但对胰岛素会产生拮抗作用,因此孕妇有患上糖尿病的可能性。

特殊类型的糖尿病包括继发性糖尿病及某些家族遗传性糖尿病,如胰腺的外分泌功能出现问题,胰腺受到外伤,胰腺炎、药物和感染等引起胰腺分泌胰岛素的环节出现问题,可导致血糖异常。

 ## 糖尿病的危害大吗

在应激状态下或情绪激动、高度紧张时,可出现短暂的血糖升高现象,对人体无严重损害。一次性进食大量的糖类食物也有可能会出现短暂的高血糖。但如果恢复正常生活习惯,血糖水平就会逐渐恢复正常。

长期的高血糖会使全身各个组织、器官发生病变,会导致诸如胰腺功能衰竭、失水、电解质紊乱、营养缺乏、抵抗力下降、肾功能受损、神经病变、眼底病变等急慢性并发症的发生。糖尿病并发症具有高致死率、高致残率和高医疗花费的特征。

通常糖尿病的危害主要表现在以下几个方面:

(1)糖尿病患者会出现精神压力大和焦虑的情况。糖尿病患者需要控制饮食,生活规律,每天坚持运动锻炼。若妨碍患者正常的社会交往活动,久之则会引起患者焦虑。

(2)糖尿病急性并发症可能会直接危及患者的生命。严重高血糖可引发酮症酸中毒,进一步导致昏迷甚至死亡。低血糖是常见的急性并发症,频繁低血糖对患者的认知有影响,发作一次低血糖对患者的伤害抵得上 2 年的高血糖。

(3)糖尿病的慢性并发症包括大血管、微血管及神经并发症。例如:糖尿病周围神经病变会给病人带来疼痛、行动不便等困扰;糖尿病视网膜病变是导致糖尿病患者失明的主要原因;糖尿病引起的慢性肾脏损伤是糖尿病患者致残和死亡的首要原因。世界范围内大约有三分之一的1型或者2型糖尿病患者发展为糖尿病肾病。糖尿病的各类并发症严重影响着患者的生存期和生活质量。

（4）血糖控制不佳会对糖尿病儿童的生长发育产生严重影响。

（5）糖尿病足部病变是糖尿病最常见的并发症，糖尿病患者下肢截肢的相对危险性是非糖尿病患者的40倍。15%以上的糖尿病患者一生中会发生足溃疡或者坏疽，14%～24%的足部溃疡患者需要截肢治疗，这无疑会给患者及其家庭乃至社会造成沉重负担。

（6）治疗并发症医疗花费巨大，所以，尽早地发现糖尿病，正确有效地治疗糖尿病，才能尽量减少糖尿病及其并发症带来的危害。

 糖尿病可以治愈吗

糖尿病是一种慢性终身性疾病，虽不能被治愈，但完全可以控制。糖尿病的第一种因素（遗传易感性）是伴随糖尿病患者一生的，从这个意义上来说，糖尿病目前是一种不可治愈的疾病。但在2型糖尿病的早期，虽然存在胰岛素抵抗状态，但胰腺本身的功能状态良好，胰岛素的分泌量并未减少，甚至略高。通过饮食控制、运动锻炼，加上中西药物对血糖的控制，改善胰岛素抵抗状态，胰腺不需要分泌大量的胰岛素即可使血糖正常，胰腺可以得到充分的休息，保持胰腺功能正常，糖尿病就可以被"控制"了。

第二讲 ｜ 为什么会得糖尿病

诱发糖尿病的原因有哪些

常见的诱发糖尿病的因素主要有：

（1）遗传因素：中国人具有遗传易感性。

（2）膳食结构不合理：随着人们生活水平的提高，膳食结构发生了巨大变化，高热量膳食增加，摄入食物能量密度高，纤维素低，这种饮食结构会促进糖尿病发病率的增加。

（3）生活方式改变：体力活动减少是重要诱发因素，如从事体力活动的工作减少、工作强度降低、静坐时间增加、出行方式改变（由步行、骑自行车等形式变为乘坐汽车）等。生活节奏的加快使人们长期处于应激环境也是重要原因。

（4）超重与肥胖：肥胖是糖尿病的主要诱因。随着肥胖程度的增加，糖尿病的发病率也明显增加。

（5）吸烟、饮酒：与糖尿病的发生呈正相关，尤其吸烟对糖尿病病患的影响更大。

总之，遗传因素决定了个体对糖尿病的易患性，生活方式和行为因素是诱发糖尿病最主要的外部因素，且外部因素促使或加速了糖尿病的发生和发展。

 什么是糖尿病前期

糖尿病前期是葡萄糖代谢介于正常和患病之间的一个过渡阶段，也是血糖轻度升高但没有达到糖尿病诊断标准的异常状态。糖尿病前期是由糖耐量正常向糖尿病发展的重要过渡阶段,但糖调节受损患者的胰岛 β 细胞仍然存在一定的代偿能力,有相当部分的患者依然可以通过适当干预的方法逆转,使糖耐量恢复正常,但大部分患者由于对糖尿病前期不够重视,不进行干预,病情很快便会发展为不可逆的糖尿病阶段。通常,我们把血糖调节分为正常调节、空腹血糖受损(IFG)、糖耐量减低(IGT)、糖平衡受损(IFG 或 IGT)和糖尿病 5 个水平,其中将IFG 和 IGT 合称为糖平衡受损,亦称之为糖尿病前期。糖尿病前期按照 WHO(1999)的诊断标准明确为:糖化血红蛋白值介于 5.7%~6.4%,或糖耐量减低(IGT)患者餐后血糖值介于7.8~11.0 mmol/L,或空腹血糖受损(IFG)患者空腹血糖值介于 6.1~6.9 mmol/L。这两种糖代谢异常情况,可单独出现,也可重叠出现。糖尿病前期的致病因素有很多,目前普遍公认的风险因素主要有生活习惯、高血压、年龄、肥胖和家族史等。

3 如何知道自己得了糖尿病

糖尿病属于慢性病,不少人是通过多饮、多食、多尿和体重减轻的“三多一少”症状来判断自己是否得了糖尿病。其实90%的糖尿病患者早期并不会发生这些症状,所以不少患者并不知晓自己患病。

其实糖尿病的开始和发展在身体上是有一些症状的。当出现以下 10 个糖尿病征兆时应引起注意:

(1)多尿:糖尿病患者机体内食物转化为糖的效率下降,导致血液中糖含量升高。这时身体会通过尿液排出多余糖分保护自己,所以尿量明显增多。

(2)口渴:排尿增加会导致口干舌燥。

（3）体重减轻：主要有两个原因。一是部分水分从尿液中排出；二是排尿频繁也会带走一些热量。

（4）体虚和饥饿：如果过多食用碳水化合物或精细食物（如精米和白面等），胰岛素会升高，引起血糖迅速下降。这会使人感到体虚，进而渴望吃更多食物，导致恶性循环。

（5）持续疲劳感：持续疲劳感是一个重要征兆，这说明吃进的食物没有被完全利用。由于机体没有得到所需要的能量，进而感到疲劳。

（6）焦虑和抑郁：血糖异常时，患者会因身体不适变得焦虑，还会有抑郁症状，做事情提不起兴趣，不愿意外出。

（7）视物模糊：在糖尿病的早期阶段，由于葡萄糖在眼睛里积聚，暂时改变其形状，眼睛不能聚焦。在血糖稳定下来后约6～8周，视物模糊症状就会消失，眼睛也会自动调整。但是要和糖尿病性视网膜病变相区别。

（8）创口愈合慢：糖尿病患者由于血糖水平升高，免疫功能下降，身体自愈能力减弱。

（9）下肢发麻：血糖升高可能会造成轻度神经末梢损伤，引起双脚麻木。

因此，当出现这些症状时，应去医院就诊，进行血糖的检查以确诊是否患有糖尿病。

 4 哪些人容易得糖尿病

（1）有糖尿病家族史的人

如果某人的直系亲属中有人患有糖尿病，那此人患糖尿病的概率一般比没有家族史的人要高出 2 倍以上。2 型糖尿病的遗传易感性已被很多实践证实,有研究发现大约39%的2型糖尿病患者至少父母一方患有糖尿病。当然,糖尿病只是具有遗传倾向的一种慢性疾病,即使有糖尿病家族史,也并不表明一定会得糖尿病,通过积极的健康生活方式干预还是可以避免的。因此,如果有糖尿病家族史,一定要引起重视,养成好的生活习惯。

(2) 中年人

糖尿病发病率随着年龄的增长而增长,自45岁以后明显上升,至60岁达高峰,主要是因为随着年龄增长,基础代谢率也逐渐降低,全身代谢所需的能量减少,机体代谢葡萄糖的能力和(或)葡萄糖在周围组织的利用都明显下降,葡萄糖耐量逐渐降低,糖代谢下降,老年期胰岛素分泌量降低,且释放延缓,所以糖尿病发病率升高。

(3) 腹型肥胖者

腹型肥胖就是四肢显瘦,但大肚腩明显,当男性腰围大于90 cm、女性腰围大于85 cm时就需要警惕糖尿病的发生了。腹型肥胖与激素分泌异常、多种促进胰岛素抵抗和胰岛素分泌缺陷等的代谢紊乱有关,最终导致2型糖尿病。如久坐型上班族,常吃甜食、经常暴饮暴食、生活不规律的人,更容易发生腹型肥胖。

(4) 糖尿病前期

糖尿病前期是介于糖尿病和正常血糖之间的一种状态,被认为是从正常血糖到糖尿病的必经阶段。由于毫无症状,不少人认为血糖轻微高于正常值并不需要控制,最后导致从健康人发展成糖尿病患者。所以当我们的空腹血糖结果高于6.1 mmol/L时,就处于糖耐量受损阶段(空腹血糖受损)了,提示我们血糖代谢已经出现了异常,不过机体还是努力处在调整的阶段。如果不积极干预,持续处于血糖代谢异常状态就会导致糖尿病的发生。

(5)经常熬夜

现代生活节奏越来越快,睡眠时间也随之不断被压缩,入睡时间越来越延后,年轻人熬夜导致年轻糖尿病患者骤增。熬夜会引起人体内分泌功能紊乱,损害胰岛素的正常功能,凌晨 3、4 点至上午 9 点左右,是血糖最容易爬升的时段。如果晚睡晚起,整个白天的血糖规律都会受到干扰,引起血糖的大幅度波动,容易导致糖尿病发生。

(6)生活和工作压力大

现代研究发现,高工作压力者,患糖尿病的风险会增加 45%。工作负担重、生活压力大、精神持续紧张者可能会由于精神长期高度紧张,交感神经持续兴奋造成肾上腺素分泌过多,从而引起血糖的持续增高。

(7)怀孕期间饮食不均衡

很多准妈妈为了胎儿发育健康,除正常饮食外,还会进食各种补品,这样容易导致饮食过量。实际上真正能吸收进宝宝身体里的养分非常有限,大部分营养都贮存在母亲体内转化为脂肪,还会导致妊娠期糖尿病发生。过量的进食会使孕妇体内胰岛细胞原有功能降低,甚至影响到胰岛素分泌组织的运作机能,使患者难以正常分泌出充足的胰岛素,致使血糖指标呈现过高水平,诱发糖代谢紊乱。

(8)围绝经期女性

很多围绝经期女性往往在健康体检时会发现血糖升高,而又无明显糖尿病症状,与糖尿病相关的疲倦、乏力、焦虑、抑郁等症状又常常与围绝经期表现相似,让人察觉不出糖尿病的存在。因为胰岛素分泌水平与性激素密切相关,雌激素可辅助降低血脂,孕激素能增加胰岛素分泌。

围绝经期女性的卵巢功能衰退,雌激素和孕激素水平不断降低甚至断崖式下降,不断减弱性激素对胰岛素的刺激作用,降低胰岛素分泌水平,导致发生糖耐量异常、糖尿病。所以女性在围绝经期要保持良好的心态,适量运动,避免肥胖,随时监测血糖。

第三讲

如何进行糖尿病的诊断与监测

诊断糖尿病需要做哪些检查

（1）诊断指标

① 血糖：该指标稳定，检测简便，花费少，易于标准化、自动化分析，已被广泛地应用，这也是世界卫生组织（WHO）规定以血糖作为诊断糖尿病的原因，是诊断的主要依据，也是判断病情和控制情况的主要指标。

② 口服葡萄糖耐量试验（OGTT）：是检查人体血糖调节功能的一种方法。若空腹血糖（FPG）≥7.0 mmol/L、OGTT 试验 2 小时≥11.1 mmol/L 即可诊断为糖尿病。

（2）监测指标

① 糖化血红蛋白（HbA1c）：它可以反映采血前 1～3 个月内平均血糖水平，是糖尿病患者长期疗效监测及指导用药的良好指标。

② 糖化血清蛋白：它主要反映测定前近 2～3 周内平均血糖水平，是监测糖尿病近期疗效的重要指标。试验不受临时血糖浓度波动的影响，故为糖尿病患者的诊断和较长时间血糖控制水平的研究提供了一个很好的指标，使同一患者前后连续检测结果的比较更有价值。

③ 尿糖：一般情况下，尿糖可以反映出血糖的情况。尿糖阳性是诊断糖尿病的重要线索，但尿糖还受许多其他因素的影响，有时尿糖与血糖并不完全一致，所以不能作为糖尿病诊断的主要依据，而仅作为监测指标。

(3) 胰岛 β 细胞功能检测指标

① 胰岛素的测定:1 型糖尿病空腹胰岛素很低,有时测不出。2 型糖尿病肥胖者胰岛素高于正常水平,明显增高者提示有胰岛素拮抗存在。采用 OGTT-胰岛素释放试验联合检测,更有助于糖尿病的早期诊断、分型和指导治疗。

② C 肽测定:对于胰岛素治疗的患者,C 肽的变化能更准确地反映患者自身胰岛 β 细胞的分泌功能,以决定是否需要继续治疗。此外,C 肽测定还可用于鉴别低血糖的原因(是因胰岛素瘤的过度分泌或因病人自己注射了胰岛素)、判定胰岛素瘤的切除是否完整或是否转移、胰岛移植手术后的监测等。

(4) 糖尿病相关抗体的检测

与糖尿病相关的抗体包括谷氨酸脱羧酶抗体、胰岛细胞抗体和胰岛素自身抗体等,主要用于糖尿病的分型。健康人以及 2 型糖尿病患者这三种抗体均呈阴性。而 1 型糖尿病多呈阳性,其中谷氨酸脱羧酶抗体的诊断价值最高,其出现早,阳性率高达 90% 且可持续多年,不易消失,在糖尿病的预测、分型、指导治疗方面均具有重要的价值。

2　糖尿病患者应该定期监测哪些项目

根据《中国 2 型糖尿病防治指南》(2017)的规定,糖尿病患者应当定期进行身体检查,那么应该检查哪些项目呢?

(1)身高、体重、体重指数(BMI):对身高、体重与 BMI 的监测,除了可以提示超重、肥胖的风险外,还可以指导糖尿病患者的用药。医生在为 2 型糖尿病患者开药时就会参考 BMI 的水平,在二甲双胍、胰岛素、胰岛素促泌剂、α-葡萄糖苷酶抑制剂等不同种类的药物中进行选择。

（2）空腹血糖/餐后血糖/HbA1c：血糖监测是糖尿病防治的"五驾马车"之一，如果条件允许，每个糖尿病患者都应该配备一台血糖仪，在家中进行规律的自我监测。

（3）血压：很多老年糖尿病患者合并高血压，如果有条件，患者也应当配备一台经过认证的上臂式电子血压计，在家中进行正确的自我监测。

（4）尿常规：尿常规中与糖尿病相关的比较重要的检查项目主要有尿糖、尿酮体、尿蛋白、红白细胞等。其中，尿蛋白检查是诊断糖尿病肾病的重要依据，也是医生对糖尿病肾病临床分期的重要依据。每个季度复查尿常规一次。

（5）总胆固醇/高、低密度脂蛋白/甘油三酯：身材偏胖的糖尿病患者尤其要关注这几项指标。总胆固醇、低密度脂蛋白与甘油三酯的检测值越高，血脂紊乱的程度越严重，心血管疾病的危险就越大。每年进行1～2次血脂的检测即可。

（6）肌酐：血肌酐的异常升高通常提示糖尿病肾病病情的恶化程度。血肌酐也可以用来评测糖尿病肾病的进展情况。

（7）肝功能：常年服用药物的糖尿病患者需要关心自己的肝功能情况。其实，只要自己肝肾功能本来就没有问题，按照医生制订的方案，规律服用降糖药物，对肝肾功能的影响是很小的，因此糖尿病患者不需要担心降糖药的副作用太大，但是2型糖尿病患者中脂肪肝的检出率较高。

（8）心电图：如果既往心脏健康状况良好，没有合并高血压、血脂紊乱等慢性疾病，每年进行一次心电图检查即可。

（9）眼部检查：糖尿病患者容易出现白内障、青光眼、眼底出血等眼部问题，每年有必要进行一次眼底检查。

第四讲

如何进行糖尿病
的预防

糖尿病的三级预防

　　糖尿病的预防可分为三级预防：一级预防是指预防代谢综合征的发生；二级预防是在高危人群中筛查出糖尿病患者，并加以规范化管理，使他们的病情得以控制；三级预防是全面控制糖尿病，预防其并发症导致的残疾或早亡，并改善患者的生存质量。预防糖尿病发生的关键在于保证健康的生活方式，这需要做好"五件事"：懂得糖尿病、管得住嘴、迈得开腿、放松心情和及时用药。

　　（1）懂得糖尿病

　　平时要多了解糖尿病相关知识，增加对糖尿病病因、症状、并发症、预防和治疗方法的了解。不要对糖尿病产生恐惧，也不要持无所谓态度。

　　（2）管得住嘴

　　这就是要避免热量摄入过多，要低脂肪、低糖、低盐、高膳食纤维饮食，少吃油腻、油炸食物。注意饮食定时，少喝酒，不吸烟。超重或肥胖的人要逐步减肥，控制饮食。

　　（3）迈得开腿

　　这就是要增加自己的体力活动时间和运动量，避免超重和肥胖。每天至少要散步 30 分钟或达到快步走 6 000 步的活动量。可根据自己的情况选择散步、慢跑、游泳、骑自行车、打太极拳等，不拘于形式，贵在坚持。建议多进行八段锦、五禽戏等传统功法的练习。

　　（4）放松心情

　　心情开朗，劳逸结合，避免过度紧张劳累，不要有太多压力，情绪要稳定,保证每天充足的睡眠。

(5) 及时用药

如果有肥胖的趋势,或者血糖、血压、血脂、血液黏稠度不正常,可以找医生适当开点药物。

 2　认清糖尿病饮食误区

我们前面说过糖尿病患者需要"管住嘴",就是要控制热量的摄入,但很多糖尿病患者对饮食存在一些误区。

误区 1:不吃主食或少吃

不少糖尿病患者认为主食含糖量高,就长期不吃主食,或者每餐吃得很少。但是,不吃或少吃主食会导致营养摄入不平衡,就会造成蛋白质、脂肪等其他能量物质过度分解,容易诱发"饥饿性酮症"。

其实主食中含有的大多数是复合碳水化合物,这种碳水化合物使得血糖升高速度相对较慢,只要吃的量合适,就不必担心血糖值会升高。

误区 2:吃粗粮,不吃细粮

粗粮中纤维含量高,能降血糖、降血脂、清肠通便,对身体有益,而细粮中糖分更容易被吸收。因此很多糖尿病患者就顿顿吃粗粮,不吃细粮。但粗粮的粗纤维会导致肠胃负担加重,若长期大量食用粗粮会影响营养吸收,糖尿病患者长期吃粗粮会造成营养不良。因此,建议粗粮和细粮搭配食用。

误区 3:不甜的食物是安全的

糖尿病患者认为患糖尿病的人就是不能吃甜食。于是,很多糖尿病患者认为咸饼干、咸面包就可以随便吃。但不管是甜的还是不甜的食物均由米面制作,食用后经过消化吸收,最终还是要转化为葡萄糖,导致血糖升高的。

误区 4:吃素油,不吃荤油

很多糖尿病患者觉得植物油这类"素油"可以随便吃。其实,不管是动物性脂肪还是植物性脂肪,都是脂肪,都是高热量食物。因此,不管是"荤油"还是"素油",都要严格控制食用量。

误区 5:只要服用降糖药和注射胰岛素就可以放心大吃

很多糖尿病患者不能坚持在生活中控制饮食,偏好甜食等热量高的食物。他们认为通过吃药和注射胰岛素就可以维持血糖水平正常,多吃些热量高的食物也没关系。事实上,不控制饮食,多吃下去的食物会加重胰腺的负担,并且还可能破坏药物在体内发挥作用的稳定性,时间久了会导致药物不敏感,等到打了胰岛素也不能有好疗效的时候,糖尿病控制就相当难了,非常不利于疾病控制。因此,药物治疗需要配合良好的饮食习惯,药物才能发挥良效。

第五讲

什么是治疗糖尿病的
"五驾马车"

糖尿病是一个全身性的慢性疾病,需要患者加强自我管理,通常患者需要知道糖尿病管理中的"五驾马车"。"五驾马车"可简单归纳为:宣教、饮食、运动、药物和监测。患者必须严格按照这五个方面进行自我管理,才能对血糖进行有效干预和控制。

 宣传教育

糖尿病患者必须真正认识糖尿病,了解糖尿病是一种什么样的病,有多大危害,应该怎么治疗,这样才能做一个主动者,而不是盲目的、被动的糖尿病患者。

 控制饮食

糖尿病患者不光要控制主食,还要控制副食和零食,控制总热量;在营养搭配尽量合理的情况下可以摄入各种营养成分,碳水化合物、脂肪和蛋白质都需要均衡补充,关键是要控制住量;糖尿病患者要尽量少食多餐。

 加强锻炼

锻炼是对糖尿病非常重要的非药物干预方式,每天坚持慢跑和散步这样的有氧运动,可以很好地控制血糖。也建议糖尿病患者进行太极拳、八段锦等传统功法的练习,这对糖尿病的血糖控制有很好的干预效果。

要及时进行药物治疗

早期使用胰岛素可能对迅速降低血糖、保护患者的胰岛细胞有一定作用。确诊糖尿病后,在单纯饮食及运动治疗不能使血糖维持基本正常水平时,可适当选用口服降糖药和注射胰岛素。

 糖尿病监测

糖尿病患者要定期检查血糖、血压、血脂、血液黏稠度、体重,监测血糖,以便及时更换和调整药物的品种和量,避免发生并发症。

第六讲

糖尿病患者如何安排
自己的饮食

糖尿病患者应该怎么吃

得了糖尿病并不表明什么都不能吃,什么都不敢吃了。如果过于节食,体内缺乏了葡萄糖,就会产生一系列的病症反应,甚至会产生低血糖,出现昏迷、出冷汗、饥饿等症状,时间长了,会加速人体内各组织器官的老化。糖尿病患者本身营养吸收就不好,如果过度的节食,各种微量元素、各种营养物质补充不足的话,对治疗糖尿病没有好处,对自身也是危害很大的。

通常对糖尿病患者建议的饮食习惯是:

(1) 什么都可以吃,但什么都不能过量。

(2) 饮食要注意一日三餐七成饱,不吃过甜的食物,严禁抽烟、喝酒等。

(3) 饮食方面要注意粗、细粮搭配起来吃。但需要注意的是,不管食物有多么适合糖尿病患者吃,都不能过量。

(4) 水果中含有较多的果糖和葡萄糖,重症糖尿病患者不宜吃过多的水果。一般来说,糖尿病患者为了补充人体所需营养,可吃少量水果,一般一日量在 100 g 左右,但需注意血糖和尿糖的变化。

(5) 瘦肉也可以吃,一星期 2 到 3 次,每次 100 g 左右。

饮食固然重要,但是每天饭后都要有一定量的运动,餐后半小时后即可开始运动,但不宜过量,标准以微出汗即可。

 糖尿病患者如何定食谱和算热量

制定个性化膳食食谱的步骤:

(1) 计算个体所需总热量

① 确定标准体重（公斤）＝ 身高（厘米）－105（公斤）

肥胖度（％）＝（ 实际体重－标准体重）/标准体重 ×100％

正常:标准体重±10％

超重:标准体重×[1＋(10％～19.9％)]

肥胖:大于标准体重×(1＋20％)

消瘦:小于标准体重×(1－20％)

② 确定体力类型

卧床休息；

轻度体力劳动:办公室职员、教师等；

中度体力劳动:学生、外科医生、体育专业者、司机等；

重度体力劳动:农民、建筑工等。

③ 我们可以根据①和②确定人体每日所需的总热量 [kcal①/kg(标准体重)]

不同人群每日每千克体重所需热量数,见表1。

表1　不同人群所需热量表 单位:kcal/(kg・d)

体型	体力类型			
	卧床	轻度	中度	重度
正常	15～20	30	35	40
超重	20	25	30～35	35
肥胖	15	20～25	30	35
消瘦	20～25	35	40	40～45

如一位退休在家的老年男性糖尿病患者,身高 170 cm,体重 85 kg,那他每日所需要的总热量的计算如下:标准体重

---

① 　1 cal＝4.185 5 J

(kg)＝170－105＝65 kg,实际体重(85 kg)＝标准体重(1＋30.8％)＞标准体重20％,则该糖尿病患者为肥胖体型;因退休,通常可以认为其体力类型为轻度,根据表格中热量查询该糖尿病患者的每千克体重所需热量为 25 kcal(千卡),每日所需总热量为 65×25＝1625 (kcal)。

(2) 糖尿病患者要知道各种食物提供的热量

食物中提供热量的营养物质有三类:碳水化合物类、蛋白质类和脂肪类。

$$每 1 g 碳水化合物＝4 kcal 热量$$

$$每 1 g 脂肪＝9 kcal 热量$$

$$每 1 g 蛋白质＝4 kcal 热量$$

每顿膳食中三种营养物质的搭配比例一般为:碳水化合物提供热量的 60％～70％,脂肪提供热量的 20％～25％,蛋白质提供热量的 10％～15％。

以之前的老年糖尿病患者为例,患者每日所需总热量为 1 625 kcal,若碳水化合物提供的热量为 1 625×60％＝975 (kcal),脂肪提供的热量为 1 625×25％＝406.25 (kcal),蛋白质提供的热量为 1 625×15％＝243.75 (kcal),则每日所需总碳水化合物量为 975÷4＝243.75 (g),每日所需总脂肪量为 406.25÷9＝45.14 (g),每日所需总蛋白质量为 243.75÷4＝60.94 (g)。

(3) 糖尿病患者要知道每日三餐热量的大致分配

糖尿病患者每日三餐热量的大致分配可以是早餐 1/5、中餐 2/5、晚餐 2/5,也可以是早餐 1/3、中餐 1/3、晚餐 1/3。对于经常觉得饥饿或患有老年性易发低血糖的患者,可以适当加餐,但在正餐中要去掉相关热量。

（4）糖尿病患者要知道食物分类

① 碳水化合物类：米、面粉、土豆、红薯；柿子、香蕉、桃、梨、猕猴桃、草莓、葡萄、西瓜等。

② 蛋白质类：肉、蛋、奶、豆类、鱼、虾等。

③ 脂肪、油脂、坚果类：花生油、香油、猪油、羊油、牛油等；花生、葵花籽、黑芝麻、腰果、南瓜子等。

④ 膳食纤维：白菜、苦瓜、冬瓜、油菜、菠菜、芹菜、菜薹、豆芽等。

（5）食物热量等价表

常见不同类别食品提供相同热量值时所需要的食品质量是不同的。常见食物热量等价计算如表2。

表2　食物热量等价表

类别	每份热量（kcal）	等价的食品质量（g）	主要营养物质
谷薯类	90	25	糖类及膳食纤维
蔬菜类	90	500	维生素
水果类	90	200	糖类及矿物质
肉蛋类	90	50	蛋白质及脂肪
奶制品类	90	160	蛋白质
大豆类	90	25	蛋白质及膳食纤维
坚果类	90	15	脂肪
油脂类	90	10	脂肪

糖尿病患者吃主食越少越好吗？

有糖尿病患者一见血糖高了，就不敢吃米饭、面条等主食。所以在降糖药物产生作用时，患者就会出现低血糖。而低血糖后的血糖会反跳至比以前更高的水平，这样病情就难以控制了。

糖尿病患者必须了解米饭、面条等碳水化合物不是摄入得越少越好，糖尿病患者每日的主食，应该在进行大概的测算后相对恒定，才不至于使病情恶化。不能错误地认为饮食疗法就是"饥饿疗法"或者"少吃主食"。

 ### 3　糖尿病患者一定不能吃糖和甜食吗

糖尿病患者还能吃甜食吗？很多患者在确诊后的第一反应就是"这辈子再也不能吃甜食了"。因此，对于西瓜、甜瓜、苹果等含糖多的食品一概拒绝。其实糖尿病的发生是胰岛素缺乏或胰岛素抵抗导致的慢性高血糖状态，虽然得了糖尿病以后吃糖要受限制，但并不等于绝对不能吃甜食了。

糖主要包括：单糖、双糖、多糖。葡萄糖、果糖属于单糖，人体对单糖的吸收较快，会使血糖升高明显。蔗糖、乳糖、麦芽糖等属于双糖，在人体内的消化吸收也比较容易。淀粉属于多糖，广泛分布在动植物体内。

所谓甜食，是含有大量蔗糖、葡萄糖的食品，比如葡萄糖水、红糖水、雪糕、巧克力、冰激凌等。吃了这些食品，糖会很快被人体吸收，会导致血糖上升并持续一段时间。而我们平时吃的粮食如米饭、面条、馒头等，都是淀粉类食物，属于多糖，吃到体内经过代谢，最终变成葡萄糖以提供能量。当然，米饭、面条、馒头等食物引起的血糖上升程度远不及进食同等量的甜食。

糖尿病患者必须控制糖的摄入量。但得了糖尿病并不等于跟甜食绝缘了，平时在血糖稳定的时候适量进食一些甜食还是可以的。当然，不同的甜食所含的糖分是不一样的，需要计算其所含热量,注意从主食中减去。通常一个苹果的热量就相当于一两(50 g)大米,所以一次进食的量不能多。建议可以在两餐之间吃少量甜食,主食少吃一点儿,加餐吃一点儿甜食。

 糖尿病患者能吃肉食吗

得了糖尿病后,很多患者会严格控制饮食,什么都不敢吃,尤其不敢吃肉。其实,这样的做法大可不必。肉类是人体蛋白质的主要来源之一,不吃肉食容易引起营养不良,适量吃肉对糖尿病患者是有利的,重要的是控制饮食摄入的热量。

 糖尿病患者应如何饮水

水除了白开水,还有茶水、饮料等,糖尿病患者该怎么选择?

(1)首先患者要判断自己是否缺水,最简单的办法是口渴和少尿。口渴表明身体已经明显缺水。随着机体失水量的增加,会出现尿少、尿黄等现象。所以,患者在平时一定要注意及时喝水,因为体内缺水会导致血液黏稠度增加,使血糖升高。

(2)白开水是患者的最佳选择。白开水价廉卫生,而且不增加能量,患者早晨起床后空腹喝一杯水,以补充睡眠时的隐性出汗和尿液分泌。睡觉前也可喝一杯水,这有利于预防夜间血液黏稠度增加。

(3)患者也可以适当喝茶。茶叶中含有茶多酚等多种对人体有益的成分,长期喝茶有助于预防心脑血管疾病。但是长期大量饮用浓茶,茶叶中的鞣酸会阻碍铁营养素的吸收,所以不建议患者长期大量饮用浓茶,而且睡前尽量不饮茶,防止失眠。

（4）少喝含糖饮料。含糖饮料是指糖含量在5％以上的饮品，多数饮品糖含量会更高。所以经常喝含糖饮料会在不知不觉中大量摄入糖分，从而引起血糖升高。

（5）每天喝7～8杯水。患者饮水应是少量多次，每次200 ml左右，成人可以用茶水替代一部分白开水。大部分患者有运动习惯，运动时因出汗，体内水的丢失速度加快，所以要注意运动中水和电解质的同时补充；运动后，应根据需要及时补充足量的水。所以患者运动时，要随身携带足够量的水，以便及时喝水。

 ## 6 糖尿病患者应如何选择代糖食品

甜味是食物的五味之一，是人与生俱来喜欢的味道，但吃甜食怕引起血糖升高。事实上，患者不必担心，我们现在有代糖食品可选用，有甜味但不产生或几乎不产生能量。

市面上有多种用代糖做甜味剂的食品，患者可在医生的指导下选用。阿斯巴甜常被用作替代品，但在烹调时，因其不耐高温，应在熄火后才将其加入食物中，否则会使其降低甜度或失去作用。不过，糖尿病患者要尽量少吃甜食。平时也可以少量食用苹果、桃子等水果满足口感，偶尔进食甜食过多可通过适量运动消耗体内过多的糖分。

 ## 7 食物热量表

对于糖尿病患者而言，控制每天摄入的热量是减少病变的方法。因此，有必要了解食物所含的热量，以便计算或安排每餐所吃的食物总共含有的热量。

表3 食物热量表

食品名称	热量（kcal）/可食部分（g）	食品名称	热量（kcal）/可食部分（g）
油炸土豆片	612/100	白薯干	612/100
黑芝麻	531/100	土豆粉	337/100
芝麻（白）	517/100	粉条	337/100
油面筋	490/100	地瓜粉	336/100
方便面	472/100	玉米（白）	336/100
油饼	399/100	玉米（黄）	335/100
油条	386/100	粉丝	335/100
莜麦面	385/100	黑米	333/100
燕麦片	367/100	煎饼	333/100
小米	358/100	大麦	307/100
薏米	357/100	荞麦粉	304/100
籼米（标一）	351/100	烧饼（糖）	302/100
高粱米	351/100	富强粉切面	285/100
富强粉	350/100	标准粉切面	280/100
通心粉	350/100	烙饼	255/100
大黄米（黍）	349/100	馒头（蒸，标准粉）	233/100
江米	348/100	麸皮	220/100
粳米（标二）	348/100	花卷	217/100
挂面（富强粉）	347/100	馒头（蒸，富强粉）	208/100
玉米糁	347/100	烤麸	121/100
米粉（干，细）	346/100	米饭（蒸，粳米）	117/100
香大米	346/100	米饭（蒸，籼米）	114/100
籼米（标二）	345/100	面条（煮，富强粉）	109/100
挂面（标准粉）	344/100	鲜玉米	106/46
标准粉	344/100	白薯（白心）	104/86
血糯米	343/100	白薯（红心）	99/90

（续表）

食品名称	热量（kcal）/可食部分（g）	食品名称	热量（kcal）/可食部分（g）
粳米（标一）	343/100	粉皮	64/100
黄米	342/100	小米粥	46/100
玉米面（白）	340/100	米粥（粳米）	46/100
玉米面（黄）	340/100	豆沙	243/100
素虾（炸）	576/100	红豆馅	240/100
腐竹皮	489/100	素火腿	211/100
腐竹	459/100	桂林腐乳	204/100
豆浆粉	422/100	豆腐丝	201/100
黄豆粉	418/100	素鸡	192/100
豆腐皮	409/100	素什锦	173/100
油炸豆瓣	405/100	素大肠	153/100
油炸豆花	400/100	熏干	153/100
黑豆	381/100	酱豆腐	151/100
黄豆	359/100	香干	147/100
蚕豆（干，去皮）	342/93	豆腐干	140/100
卤干	336/100	上海南乳	138/100
虎皮芸豆	334/100	菜干	136/100
绿豆面	330/100	腐乳（白）	133/100
绿豆	316/100	臭豆腐	130/100
杂豆	316/100	北豆腐	98/100
红芸豆	314/100	酸豆乳	67/100
豌豆（干）	313/100	南豆腐	57/100
红小豆	309/100	豆奶	30/100
杂芸豆（带皮）	306/100	豆浆	13/100
蚕豆（干，带皮）	304/100	豆腐脑	10/100
白芸豆	296/100	油豆腐	244/100

第七讲

糖尿病患者的
运动干预

　　目前,控制饮食和规律运动是公认的预防和治疗糖尿病的两大基本措施,可以预防或控制糖尿病的发展。但是糖尿病患者需要在专业人员指导下进行运动。

 运动的方式有哪些

　　通常我们把运动分为有氧运动和无氧运动两种方式。

　　有氧运动是指大肌肉群的运动,可消耗葡萄糖,使心肺功能加强。无氧运动一般是指短时间、高强度的运动,或特定肌肉的力量训练。运动后,乳酸生成增加,会引起肌肉酸痛等不适症状。

 可以做哪些运动

　　糖尿病患者根据个人的年龄、体质、性别以及病情的不同在医师指导下可选择高、中、低不同强度的有氧运动。

　　中低强度的体育运动包括：快走、传统功法练习、打乒乓球、打羽毛球。高强度的运动包括:快节奏舞蹈、有氧健身操、游泳、骑车、踢足球、打篮球等。

　　我们需要了解一下从测量心率来确定低、中、高强度运动。

　　最大心率及运动强度的计算公式：

　　最大心率＝220－年龄;

　　低强度运动:最大心率的60%以下;

　　中等强度运动:最大心率的60%～80%;

　　高强度运动:最大心率的80%以上。

3   运动前有哪些方面需要注意

（1）运动治疗应在医师指导下进行，运动前最好进行心肺功能和运动功能等方面的医学评估。

（2）2 型糖尿病患者每周至少进行 150 分钟（如每周运动 5 天，每次 30 分钟）的中等强度的有氧运动。

（3）每周可根据身体状况进行 2～3 次抗阻运动（两次锻炼间隔 ≥ 48 小时），锻炼肌肉力量和耐力。锻炼部位应包括上肢、下肢、躯干等主要肌肉群，训练强度为中等。抗阻运动和有氧运动相结合可以更好、更有效地控制血糖。

（4）要根据患者的年龄、疾病情况及身体承受能力选择运动项目，定期评估，适时调整运动计划，并做好运动日记，提升运动依从性。

（5）运动前后要加强血糖监测，运动量大或激烈运动时应建议患者临时调整饮食及药物治疗方案，以免发生低血糖。

（6）培养活跃的生活方式，增加日常身体活动，将有益的体育运动融入日常生活中。

（7）空腹血糖 >16.7 mmol/L，反复低血糖或血糖波动较大，酮症酸中毒，有急性感染、视网膜病变、严重肾病、严重心脑血管疾病等情况下禁忌运动，病情控制稳定后方可逐步恢复运动。

（8）随身携带糖果、饼干等，以便有低血糖反应时及时自救。外出运动时要告知家人，随身携带糖尿病卡，卡片上注明姓名、年龄、住址、家人电话，以及目前所用的胰岛素或降糖药的剂量，以便出现低血糖休克时联系家人和急救时用于医生参考用药。

（9）运动前应先做低强度热身运动 5～10 分钟，轻轻伸展肌肉，将正式运动中要用到的肌肉伸展开，以免拉伤。

 ## 运动中有哪些方面需要注意

（1）运动过程中要注意心率变化及感觉，以掌握运动强度。

（2）若出现乏力、头晕、心慌、出虚汗、胸闷、憋气、腿痛等不适，应立即停止运动，原地休息，及时到附近医院就诊。

（3）运动中要注意补充水分。

（4）运动结束时，需要做 5～10 分钟的恢复整理运动，并逐渐使心率降至运动前水平，切记不宜突然停止运动。

（5）运动时间和强度相对固定，切忌运动量忽大忽小。

（6）有条件者最好在运动前和运动后各测一次血糖，以掌握运动强度与血糖变化的规律，防止发生低血糖。

（7）如发现双脚不适，或出现红肿、青紫、水疱、血疱、感染等情况，应及时请专业人员协助处理。

（8）运动中要保持心情愉悦，抑郁会使糖尿病患者依从性变差，加重糖代谢紊乱，使血糖不稳定，而高血糖又会加重抑郁症状，故患者需要学会调整并长期保持良好的心态。

 ## 可以采取碎片化锻炼形式

许多糖尿病患者和糖尿病前期人员往往会以学习、工作紧张为由不愿意进行运动，他们认为运动必须做到每次连续运动半个小时以上才有效。其实我们可以用碎片化的锻炼形式进行运动,积少成多。例如:上下班可以选择步行或者自行车出行一段距离;在办公室可以利用休息时间进行八段锦、太极拳等传统功法的运动锻炼,一般 10 分钟左右;也可以进行腹式呼吸运动,如传统功法中的呼吸吐纳练习,每次 10～15 分钟,每天进行 3～4 次即可。

第八讲

常用的干预糖尿病的
中医传统功法

　　中医传统功法对糖尿病具有较好的干预效果,其内容丰富,形式多样,运动强度、时间等均比较适合糖尿病患者,对运动场所的要求也不高。目前国家体育总局健身气功管理中心编创的健身气功八段锦、五禽戏、易筋经、六字诀等均在社会上广为流行,可以作为干预手段。太极拳也是很好的运动项目,推拿功法中的少林内功通过研究证明对血糖也有很好的干预和控制效果。本讲我们重点介绍八段锦和少林内功。

八段锦

第一式　两手托天理三焦

　　自然站立,双脚分开与肩同宽,双目直视。双手缓缓抬至头顶,手掌向上交叉合并,与此同时头部也随着手的抬起向上仰望,足尖同样跟随手抬起的速度而慢慢起落,反复 6 次,双掌向下,并在体前缓缓放下,直至按至小腹。

第二式　左右开弓似射雕

　　自然站立,左脚向左侧横开一步,身体此时呈下蹲马步,双手在胸前虚握,左手向左方慢慢伸出,头部也随即向左转,直至手臂伸平,手掌向前;与此同时,右手向右侧回拉,有拉紧弓弦之势。稍作停顿后,恢复自然状态,换另一方向,做同样动作。

第三式　调理脾胃须单举

　　自然站立,深呼吸,左手缓缓举至头顶,翻转掌心向上,并向上用力托举。与此同时,右手顺势向下压。托举数次后,左手缓缓下落至自然状态。换另一方向做同样动作。

第四式　五劳七伤往后瞧

　　自然站立,双脚与肩同宽,双臂自然下垂,手心伸开向内,头部微微转向左方,眼睛目视左前方,双臂缓缓张开,手掌翻转至手心向外,稍稍停顿后缓缓回正。换方向做同样动作。双方向各 6 次即可。

第五式 摇头摆尾去心火

双足横开,双膝呈跪式,双肘外撑,双手按膝盖,以腰部为轴,将身体以划弧形的方式转至前方,此时左臂弯曲,右臂外撑,臀部向右下方撑劲。稍事停顿后,换反方向做同样动作,双方向 6 次即可。

第六式 两手攀足固肾腰

自然站立,目视前方,两掌指尖转向前,两臂向前、向上举起至耳旁,掌心朝前,肘关节伸直,然后掌心相对,两掌随屈肘经脸前按于胸前,掌心向下,指尖相对;紧接两臂外旋,两掌心朝上,掌指内旋,经腋下向后反插,两掌心贴背,沿脊柱两侧向下摩运至臀部,伴随上体前俯,两掌继续沿腿后向下摩运至脚踝,再贴两脚外侧移至小脚趾,随之旋腕扶于脚面;然后两掌沿地面向前、向上远伸,塌腰、翘臀、微抬头,以臂带动上体抬至水平后,在继续向前、向上举至头上方,上体立起,两掌间距约与肩宽,掌心朝前,指尖朝上。重复同样动作,6 次即可。

第七式 攒拳怒目增气力

马步站立,双手握拳,左拳向前方击出,目视左拳,右拳同时向后拉,与左拳呈现一种反作用力的态势。随后收左拳,出右拳,反复 6 次即可。

第八式 背后七颠百病消

两脚跟向上提起,稍事停顿,两脚跟同时下落一半,顿住,再同时落地,反复 6 次即可。

少林内功

少林内功是内功推拿的组成部分,此功不强调吐纳意守,而要求以力带气,所谓"练气不见气,以力带气,气贯四肢"。其裆式有:站裆、马裆、弓箭裆、大裆等。其动作有:前推八匹马、倒拉九头牛、凤凰展翅、顺水推舟、海底捞月、顶天抱地等。以下介绍几组动作,反复 6 次即可。

(1) 前推八匹马

【动作】

① 预备:站好站裆。

② 双侧肘部弯曲,直掌放于练习者两侧胁肋部。

③ 双手掌心相对,四指用力并拢,拇指自然伸直,力量贯穿肩膀、臂、五指指端,从而使两臂徐徐运力前推,直至肩膀与手掌形成直线为度。胸部保证略微前挺,臂略收,头不可左顾右盼,两目平视前方,呼吸自然。

④ 手臂保持直线运动,拇指微上翘,其余四指指端力求与手臂保持直线水平,然后慢慢弯曲肘部,收回双手放于两侧胁肋部。

⑤ 直掌转为俯掌下按至身体两侧,两臂保持后伸状态,收回至站裆势。

【要领】

指臂蓄力,立指运气,慢慢前推,两目平视,呼吸自然。

(2) 倒拉九头牛

【动作】

① 预备:站好站裆。

② 双侧肘部弯曲,直掌放于练习者两侧胁肋部。

③ 两掌沿两侧胁肋部而出,慢慢前推,边推边将前臂逐渐转为内旋状态,当达到手臂完全伸直时,虎口正好保持朝下。四指并拢,拇指用力向两外侧分开,保持腕部和肘部自然伸直,力求腕部和肘部与肩相平。

④ 五指逐渐向内屈曲收回,双掌逐渐转为拳如握物状,力达拳心,旋转两侧腕部,转为拳眼朝上,紧紧内收,化直掌收回放于练习者两侧胁肋部,身体保持略微前倾,臀部微收。

⑤ 直掌转为俯掌下按至身体两侧,两臂保持后伸状态,收回至站裆势。

【要领】

直掌旋推,力达拳心,肘腕伸直,力求腕、肘、肩平,紧紧后拉。

(3) 凤凰展翅

【动作】

① 预备:站好弓箭裆。

② 双侧上肢弯曲,肘部上行,徐徐推至上胸部成立掌交叉。

③ 先由立掌转化为俯掌,缓缓用力向左右外侧分推,两臂尽力达到伸直状态,形似凤凰展翅翻翔,拇指外分,四指用力并拢,指欲上翘,头如悬钟,两目平视正前方,上身微倾,切忌出现抬肩现象,呼吸自然。

④ 双侧腕部旋转,屈曲肘关节内收,双侧蓄劲着力,慢慢收回,同时使双侧掌心逐渐相对,恢复处于胸前交叉立掌。

⑤ 由上胸之立掌转化为俯掌下按至身体两侧,两臂保持后伸状态,收回至原裆势。

【要领】

立掌交叉,用力外展双臂,形似凤凰展翅,肩、肘、腕平,蓄劲内收。

（4）顺水推舟

【动作】

① 预备：站好马裆。

② 双侧肘部弯曲，直掌放于练习者两侧胁肋部。

③ 两直掌运劲慢慢向前推出，在前推的过程中掌根外展，虎口朝下，四指用力并拢，拇指自然外分，由外侧逐渐向内旋转，指尖转为相对，肘欲伸直，腕欲屈曲，似环之形，头勿低，身体勿倾斜，力求达到掌、肘、肩平。

④ 双侧五指慢慢分别向左右外旋，变为直掌，四指并拢，拇指运劲后翘，指端着力，屈肘蓄力而收，置于双侧胁部。

⑤ 由直掌化为俯掌下按至身体两侧，两臂保持后伸状态，收回至原裆势。

【要领】

直掌运劲慢推时，旋腕指尖相对，挺时形似推舟。

（5）海底捞月

【动作】

① 预备：站好大裆。

② 双侧肘部弯曲，直掌放于练习者两侧胁肋部。

③ 双手仰掌慢慢上提，经胸前徐徐抬高，并逐渐向左右推分，旋转腕部翻转掌心，转为掌心朝下，同时腰部向前俯，保持双下肢伸直状态，脚部运用霸力，五趾抓地，两掌由上而下逐渐向正中并拢，掌心向上似抱物之状，蓄劲待发。

④ 两臂运劲，掌心指端着力，慢慢抄起，用抱力徐徐提到胸部成仰掌护腰之状，上身随势而直，目须平视正前方。

⑤ 由仰掌化为俯掌下按至身体两侧，两臂保持后伸状态，

收回至原裆势。

【要领】

仰掌上提,胸上高举,左右分推,旋腕翻掌,腰俯腿直,掌心向上,似如抱月,两臂运劲,指端着力,慢慢抄起。

(6) 顶天抱地

【动作】

① 预备:站好大裆。

② 双侧肘部弯曲,直掌放于练习者两侧胁肋部。

③ 仰掌缓慢上托,过于肩部旋腕翻掌,掌根外展,指端内旋相对,缓缓上举,待推足后,旋腕翻掌,慢慢向左右外分推并下抄,同时身体前俯,两掌逐渐合拢,拇指外分,两掌上下相叠(右掌在上)。掌背尽量靠底待发。

④ 两掌如抬重物之状缓缓提到胸部成仰掌护腰,上身随势而直,目须平视正前方。

⑤ 由仰掌化为俯掌下按至身体两侧,两臂保持后伸状态,收回至原裆势。

【要领】

仰掌上托,过肩旋腕翻掌,掌心朝上,指端相对,两翻掌外分下抄,身向前俯,两掌合拢相叠,如抱物上提。

第九讲

如何监控和管理好血糖

为什么要进行糖尿病病情的监测

糖尿病是一种慢性、终身性疾病,管好糖尿病不能只依赖医生,患者更要进行定期全方位监测,才能真正掌握病情,从而为综合治疗提供临床依据。

糖尿病的危害主要来自它的各种并发症,而早期诊断、早期治疗可以防止和延缓糖尿病慢性并发症的发生。通过定期监测,有利于并发症的早期发现和早期治疗,避免日后因病致残导致生活能力的丧失。

 需要进行哪些糖尿病病情项目监测

(1)根据病情随时检查的项目有:血压、血糖(包括空腹、餐后或随机血糖)、尿常规(包括尿糖、尿酮体、尿蛋白等)。

(2)每3个月检查一次的项目有:生化、血脂以及糖化血红蛋白。

(3)每年检查一次的项目有:眼底检查、尿微量蛋白定性检查、足部检查等,或者进行健康体检。

 如何正确进行糖尿病的自我监测

糖尿病的自我监测的项目有血糖、血压、体重等,其中最为重要的就是血糖监测。因为存在病情差异,患者一定要根据自身情况决定血糖监测的时间、频率。

（1）首诊的病人开始治疗之后，最好每周测一次餐前和餐后血糖，以观察降糖药使用的效果，进而寻求用药的最佳剂量。

（2）病情比较稳定、血糖控制良好的病人可一周测 7 个时间点，可以不放在一天测完，例如周一测早餐前后血糖，周三测午餐前后血糖。

（3）血糖控制较差的病人应该每天测 4～7 次，直到血糖控制稳定为止。

（4）1 型糖尿病患者因为血糖易出现较大波动，所以需要每天测 3～4 次。

（5）另外，当低血糖、生病、感到不舒服或血糖升高时，应随时测量血糖，并在短时间内增加血糖测量次数，直到血糖平稳。

注：

餐前血糖：一般为餐前半个小时的血糖值；

餐后血糖：从进餐第一口开始算 2 小时的血糖值；

睡前血糖：睡觉前 9：00～10：00 左右的血糖值。

4 监测中我们要注意什么

在血糖的自我监测中，我们要了解并尽量避免影响血糖波动的常见因素，记住血糖测量操作中的注意事项，以及了解常见认知误区和血糖控制标准。

（1）影响血糖波动的常见因素

① 饮食不当可引起血糖波动，如尝试新的食物、饮食量增加。赴宴后应测量当天血糖，必要时继续监测第二天的血糖。

② 情绪波动可使血糖升高。

③ 运动后不建议作为日常测血糖的时间点。

④ 药物可能影响血糖的监测:使用胰岛素和降糖药物后血糖水平降低;药物剂量不够或者忘记使用,会出现血糖水平高的情况。

⑤ 妊娠或月经期间,血糖有可能会升高。

⑥ 熬夜或者失眠引起的睡眠不足可能会升高血糖。

(2) 血糖测量操作中的注意事项

① 血糖试纸打开后不可放在冰箱内受潮或阳光下直射,应放于阴凉干燥的环境保存。

② 试纸开封后尽量 3 个月内用完。

③ 当温度过低时,血糖仪可能不能正常工作。

④ 血糖仪校正码与试纸的号码要一致。

⑤ 为减少测量误差,采血时要做到采血量适宜,不宜使用挤压出血。

(3) 糖尿病患者的常见认知误区

① 认为血糖监测不是治疗,不按照医生要求坚持测量血糖。

② 没有任何不适就认为血糖正常,不需要进行测量,但实际上即使血糖高,也有可能不出现明显症状。

(4) 血糖控制标准

血糖控制"达标"是指血糖控制在一个理想的目标范围内,但血糖控制目标必须个性化。儿童、老人以及有严重并发症患者的血糖控制目标不宜太严格,对有严重或者频发低血糖史以及生存预期 5 年以内的患者不宜制定严格的控制标准。

① 根据中国 2 型糖尿病综合控制目标要求,普通人群的血糖相关控制目标为:

空腹血糖:4.4～7.0 mmol/L;

非空腹血糖：＜10.0 mmol/L；

糖化血红蛋白尽量控制在＜7.0%。

② 妊娠糖尿病患者的孕期血糖控制目标为：

空腹血糖：＜5.3 mmol/L；

餐后 1 小时血糖：＜7.8 mmol/L；

餐后 2 小时血糖：＜6.7 mmol/L。

• 孕期血糖＜4.0 mmol/L 为血糖偏低，需调整治疗方案，血糖＜3 mmol/L 必须给予即刻处理。

• 因孕中晚期红细胞转换速度加快，以及受妊娠期贫血影响，糖化血红蛋白常常被低估，对于妊娠型糖尿病患者的临床应用价值有限。

第十讲

如何进行糖尿病
的护理

糖尿病的护理需要注意什么

遵医嘱控制患者摄入的总热量,使其了解饮食对血糖控制的重要性,严格遵守饮食规定,限制各种甜食。

(1) 引导患者了解情绪与病情的关系。及时对患者进行心理疏导。

(2) 严格按时给药;注射胰岛素时剂量要准确,严格按时间无菌操作,轮换注射部位。

(3) 保持患者口腔、皮肤清洁,避免皮肤感染。外伤或皮肤感染时不可随意用药。

(4) 督促病人按医生指导进行适量的运动。

(5) 每天检查足部一次,主要检查足部皮肤颜色、温度以及足部神经感觉,足背动脉搏动情况等。

 糖尿病患者出差或旅游需要注意什么

(1) 在外出旅游前,患者要评估自己的身体状况是否适合这次活动。主要是评估血糖、尿酮体、血压的水平,以及心脏、肾脏和眼底的状况。如果身体状况不理想就不宜出行,待糖尿病慢性并发症病情稳定后再外出。

(2) 要随身携带糖尿病患者卡片,上面标有姓名、性别、年龄、患糖尿病的时间、疾病类型、用药情况、地址、与家人的联系方式、近期病情记录等,这样就能够确保单独在外出现意外的时候得到最正确的救治。要携带足够的降糖药或者胰岛素,数量都应该为平时所用量的两倍。尽可能带上血糖检测仪、血糖试纸、糖块等，以备不时之需。胰岛素最好放在专门储存胰岛素的低温隔离包或自备保温杯中储存。普通胰岛素应是澄清透明的，浑浊则无效。长效胰岛素正常是浑浊的，若有颗粒形成则是失效的。

（3）饮食方面，糖尿病患者出门在外，很难按照原来的饮食计划就餐。但是糖尿病患者应尽最大努力做到定时定量就餐，以免出现血糖不稳定的情况，并且随身携带一些低糖高纤维的小点心以备不时之需。

（4）根据体力规划每日活动量。糖尿病患者一旦出现过度劳累或者体力透支的情况，就会使糖尿病加重，甚至发生严重的并发症。如果出现胸闷憋气、头晕头疼、面色苍白等症状，应立即中止旅行，以免出现意外。

（5）坚持血糖的监控。旅行跟平常不大一样，很多因素都能够引起血糖的变化，在此期间对自己的血糖变化的监控是非常重要的。

（6）掌握和了解各种意外及自救的方法，以备不测。

第十一讲 | 合理使用药物
降血糖

如何选择降糖药物

通常，1型糖尿病患者无条件地使用胰岛素治疗，2型糖尿病患者根据具体情况最好在医生指导下服用降糖药物。

有相当一部分2型糖尿病患者初期可以通过饮食控制以及适当的活动就可把血糖控制在正常水平，如果不能很好地控制血糖的话，必须在医生指导下口服降糖药，原则上从小剂量和单一用药开始。

 常见口服降糖药物有哪些，如何正确选用

目前，治疗糖尿病的口服药物主要分为中药和西药两大类。目前降糖药仍以西药为主。根据作用效果的不同，口服降糖药可分为以促进胰岛素分泌为主要作用的药物（磺脲类、格列奈类、DPP-4抑制剂）和通过其他机制降低血糖的药物（双胍类、TZDs、α-糖苷酶抑制剂、SGLT2抑制剂）。

第一类是磺脲类药物，品种最多，以优降糖、格列吡嗪、迪沙片、达美康等为代表，其特点是短期降糖作用强，主要以降低空腹血糖为主。这类药物长期使用会进一步加重胰岛负担，加速胰岛功能的衰竭，血糖最终控制不理想时，不得不借助打胰岛素来降糖。

第二类是双胍类药物。这类药物品种以二甲双胍片、美迪康、君力达等为代表。过去认为双胍类药物的主要作用机理是阻止肠道对葡萄糖的吸收，二甲双胍能增加外周组织对糖的利用,对胰岛素有增敏作用,是 2 型糖尿病患者的首选药物。

第三类药物是 α- 葡萄糖苷酶抑制剂,以阿卡波糖(拜糖平)、倍欣片为代表,其主要作用机理是阻止小肠对葡萄糖的吸收,以降低餐后血糖为主。

第四类药物是噻唑烷二酮类药物,主要以曲格列酮、罗格列酮、吡格列酮、环格列酮等为主。其能明显增强机体组织对胰岛素的敏感性,改善胰岛 β 细胞功能,实现对血糖的长期控制,以此降低糖尿病并发症发生的危险。同时此类药物具有良好的耐受性与安全性。

第五类是格列奈类药物,此类药物为非磺脲类胰岛素促泌剂,我国上市的有瑞格列奈、那格列奈和米格列奈。此类药物主要通过刺激胰岛素的早时相分泌而降低餐后血糖,此类药物需在餐前即刻服用,可单独使用或与其他降糖药联合应用,与二甲双胍联合治疗造成低血糖的风险较单用瑞格列奈显著增加。

第六类是 DPP-4 抑制剂,通过抑制 DPP-4 而减少 GLP-1 在体内的失活,使内源性 GLP-1 的水平升高。GLP-1 以葡萄糖浓度依赖的方式增强胰岛素分泌,抑制胰高血糖素分泌。目前,在国内上市的 DPP-4 抑制剂为西格列汀、沙格列汀、维格列汀、利格列汀和阿格列汀。具有心血管疾病高风险和肾功能不全的患者使用这类药物时应听从医生建议,不可盲目服用和加减药量。

第七类是 SGLT2 抑制剂,目前在我国被批准临床使用的SGLT2 抑制剂为达格列净、恩格列净和卡格列净。这类药物通过促进尿葡萄糖排泄,从而达到降低血液循环中葡萄糖水平的作用。SGLT2 抑制剂与其他口服降糖药物比较,其降糖疗效与二甲双胍相当,且适合具有心血管高危风险的 2 型糖尿病患者使用。SGLT2 抑制剂单独使用时不增加低血糖发生的风险，联合胰岛素或磺脲类药物时，可增加低血糖发生风险。中度肾功能不全的患者可以减量使用 SGLT2 抑制剂。对于重度肾功能不全患者，因该抑制剂降糖效果显著下降，不建议使用。

 糖尿病患者服用口服药的常见误区有哪些

（1）不根据医生指导用药，自行加减或者停用药物。血糖稍高就加药量，一旦血糖水平恢复正常就停药。糖尿病是一种终身性疾病，降糖药仅仅起到将血糖转为正常的效果，并没有祛除病根的功效，患者需要药物治疗以维持长期的正常血糖值。

（2）不能按时服用药物，认为偶尔缺几顿也不重要。

（3）认为降糖药有毒副作用，会损害肝脏和肾脏，还是不用为好。口服降糖药多数经过肝脏和肾脏排泄，如果患者本身肝肾功能不良，这些降糖药会影响肝肾功能，但是针对糖尿病，患者又必须控制好血糖水平，所以必须在医生指导下严格按时按量服用药物，并且定期检查肝肾功能。

（4）口服降糖药饭前饭后服用都可以。这种认识其实不对，因为不同降糖药物的作用时间、代谢速度都不一样，所以患者必须遵守医嘱在规定时间内服药。

 各类口服降糖药物的副作用是什么

（1）磺脲类药物

① 使用不当容易导致低血糖，特别是老年患者和肝、肾功能不全者。

② 对 1 型糖尿病患者及胰岛功能几乎没有的患者无效。

③ 磺脲类药物还可导致体重增加。

④ 孕妇及哺乳期妇女禁用。

⑤ 肾功能轻度不全的患者，宜选择格列喹酮。

（2）双胍类药物

① 对胃肠道有刺激作用，建议餐中或餐后从小剂量开始服用，以减少其对胃肠道的副作用。

② 对有肝功能异常、肾功能不全或者有心衰、肺气肿、肺心病者，不推荐服用此类药物。

③ 妊娠期、哺乳期以及计划怀孕的妇女均应避免服用双胍类药物。

④ 单独应用此类药物一般不出现低血糖，当与其他类药物或胰岛素联用时，可能导致低血糖。

⑤ 二甲双胍有抑制线粒体的氧化还原能力，因此线粒体糖尿病患者忌用二甲双胍。

（3）α-葡萄糖苷酶抑制剂

① α-葡萄糖苷酶抑制剂一定要与碳水化合物（如主食）同时用才能发挥降糖作用。

② α-葡萄糖苷酶抑制剂可引起腹胀、肛门排气增加，偶有腹泻、腹痛。因此，有腹部手术史或肠梗阻患者、伴有明显消化吸收障碍的慢性肠功能紊乱患者以及肝肾功能不全患者慎用。

③ 孕妇、哺乳期妇女和儿童不宜应用。

（4）噻唑烷二酮类药物

① 此类药物包括罗格列酮和吡格列酮。此类药物需服用数周后才明显见效。但一旦停用此类药物，其药效往往需要几

周时间才能完全消失。

②　此类药物可引起水钠潴留及水肿，尤其在与胰岛素合用或服用剂量较大时更明显。原则上，充血性心衰和肺水肿患者忌用，用药后出现心功能不全症状者须立即停用。

③　罗格列酮可以改善胰岛素抵抗，使尚未绝经而不排卵的胰岛素抵抗患者重新排卵，从而增加女性糖尿病患者怀孕的机会，但不宜或不愿受孕的糖尿病患者须格外注意。

④　妊娠期、哺乳期妇女和儿童应避免服用此类药物。

 小心降糖药引发低血糖

糖尿病患者需要终身用药，并发症、伴发病多，常需服用多种药物，因此更应关注用药安全性。糖尿病患者的基本用药是降糖药，降糖药的不良反应涉及面很广，但其中最常见、最主要的不良反应就是低血糖。

低血糖严重时对人体的危害很大，甚至不亚于高血糖。低血糖主要会造成神经组织缺糖性损害，长时间严重的低血糖会导致脑组织及其功能不可逆的损害。低血糖还会影响到心血管系统，造成心率增快、脉压增加、心绞痛发作，甚至心肌梗死，使冠心病患者的死亡率增高。此外，低血糖也可造成眼、肾等器官损害。

 切勿自我判断如何选用降糖药

糖尿病等慢性病的自我管理是一种个体化管理，每个人的病情程度、阶段不同，相应的药物及复查时间都不一样，未经过专业医学知识培训的患者擅自依据自身对糖尿病片面的理解用药可能会引起胰腺负担过重、肝肾损伤，甚至低血糖，严重时可有生命危险，所以患者应寻求专业医生的指导，切勿自我判断如何选用降糖药物。

 7 **怀孕后口服降糖药还能吃吗**

从前面内容我们可以知道，大部分口服降糖药不适宜孕妇服用，所以不建议在妊娠期间服用口服降糖药，因为这些药物可通过胎盘影响胎儿的正常发育，甚至有使胎儿畸形的可能。

第十二讲 | 如何正确使用
胰岛素

2 型糖尿病患者也要进行胰岛素注射吗

2 型糖尿病患者体内尚有产生胰岛素的能力,患者体内的胰岛素处于一种相对缺乏的状态,可以通过某些口服药物刺激体内胰岛素的分泌。但到后期仍有一些病人需要在医生指导下使用胰岛素治疗。

 注射胰岛素要注意什么

(1) 根据胰岛素治疗方案进行相应的血糖监测

① 使用基础胰岛素应监测空腹血糖,根据空腹血糖调整睡前胰岛素的剂量。

② 使用预混胰岛素应监测空腹血糖和晚餐前血糖,根据空腹血糖调整晚餐前胰岛素剂量,根据晚餐前血糖调整早餐前胰岛素剂量,空腹血糖达标后,注意监测餐后血糖以优化治疗方案。

③ 特殊人群(低血糖高危人群、危重症患者、老年患者、围手术期患者等)的监测,应遵循以上血糖监测的基本原则,实行个体化的监测方案。

(2) 胰岛素的注射时间

胰岛素使用的时间根据其剂型有所不同。超短效胰岛素(如诺和锐)应餐前即刻注射,短效胰岛素(如诺和灵 R)及预混胰岛素(如诺和灵 30R)应于餐前 30 分钟注射,中效胰岛素(如诺和灵 N)则应在早餐、晚餐前 30 分钟或睡前注射,而长效胰岛素(如甘精胰岛素)则于早或晚固定时间注射。

(3) 胰岛素的注射部位

可供注射胰岛素的部位包括上臂外上侧、腹部（肚脐周围 5 厘米范围除外）、大腿前外侧和臀部外上 1/4 的皮下组织。其中腹部是胰岛素注射优先选择的部位，特别适于短效胰岛素及预混胰岛素注射。臀部的吸收较慢，适用于慢效、长效的胰岛素。轮换注射部位对于防止脂肪增生或脂肪萎缩是很重要的。按照左右对称轮换的原则，有规律地更换注射部分和区域。两次注射部位需间隔 2.5 cm，相当于两个手指的宽度。

(4) 胰岛素注射的注意事项

用拇指和食指把皮肤捏起来，45 度角快速进针（肥胖者也可垂直腹壁进针），注射完毕以后要在腹部停留 6 秒，避免药液外渗。胰岛素刚从冰箱中取出时，由于温度低，注射时会引起疼痛，因此，注射前应将胰岛素放在室内搁置一会儿，待胰岛素温度接近室温时再注射。及时更换注射部位，下一次注射部位与上一次注射部位的距离应大于 2 cm。胰岛素笔要定期更换针头，多次重复使用后，针头会变钝或出现倒钩，引起注射疼痛。

(5) 使用胰岛素的副作用

使用胰岛素可出现低血糖 、体重增加、皮肤过敏反应、皮下脂肪萎缩或增生、暂时性水肿或视力模糊等常见副作用。

(6) 如何保存胰岛素

没有开封的胰岛素笔芯可以在 2～8 ℃之间（相当于冰箱的冷藏室温度）保存 2 年。已经开封使用的胰岛素，可以在常温下（20～25 ℃）阴凉干燥处保存 4～6 周。

如何识别胰岛素瓶上的标志

RI（简写 R）代表短效胰岛素；

NPH(简写 N)代表中效胰岛素；

PZI 代表长效胰岛素；

30R(或 70/30)表示由 30％短效胰岛素和 70％中效胰岛素组合而成的预混胰岛素；

50R(或 50/50)表示由 50％短效胰岛素和 50％中效胰岛素组合而成的预混胰岛素；

U-40 表示胰岛素的浓度是 40 U/mL,瓶装胰岛素一般都是这种规格；

U-100 表示胰岛素的浓度是 100 U/mL,笔芯装的胰岛素都属于这种规格；

单组分胰岛素的标志是 M C(单组分胰岛素),H M(单组分人胰岛素)。

第十三讲

糖尿病的中医疗法

糖尿病的常用方药

糖尿病属于中医学消渴症的范畴,基本病机是阴虚燥热,根据症状分上、中、下三消,分别属肺燥、胃热和肾虚,三种症型亦可同时存在。目前,治疗糖尿病的常见中成药有以下品种:

(1)七味地骨胶囊:滋阴润燥,化瘀通络。用于阴虚血瘀所引起的 2 型糖尿病。

(2)降糖宁胶囊:益气、养阴、生津。用于糖尿病属气阴两虚者。

(3)消渴康颗粒:清热养阴,生津止渴。用于 2 型糖尿病阴虚热盛型。

(4)珍芪降糖胶囊:益气养阴,清热生津。用于气阴两虚,肺胃有热之消渴症。

(5)津力达颗粒:益气养阴,健脾运津。用于 2 型糖尿病气阴两虚症。

(6)芪药消渴胶囊:益气养阴,健脾补肾。用于非胰岛素依赖型糖尿病(属气阴不足、脾肾两虚症)的治疗。

(7)参芪降糖胶囊:益气养阴,滋脾补肾。用于 2 型糖尿病。

(8)养阴降糖片:养阴益气,清热活血。用于气阴不足、内热消渴 2 型糖尿病。

 糖尿病的针灸疗法

治法:清热润燥,养阴生津。以背腧穴为主。

主穴：胃脘下俞、肺俞、胃俞、肾俞、三阴交、太溪穴。

配穴：上消加太渊、少府穴；中消加内庭、地机穴；下消加复溜、太冲穴；阴阳两虚加关元、命门穴。

操作：毫针针刺，或辅助穴位注射、耳针以及皮肤针法。

 3　糖尿病的推拿疗法

推拿治疗糖尿病的原则是养阴生津，但须辨明上消、中消和下消而施以不同手法予以清肺润燥、清胃泻火、滋阴益肾。

① 取仰卧位，用拇指指腹端按揉中脘、梁门、气海、关元、曲池、血海、三阴交、涌泉穴各 2 分钟。掌平推上腹部、小腹部约 5 分钟。擦两胁肋部，以透热为度。

② 取俯卧位，用拇指指腹端从膈俞到脾俞按揉背部膀胱经，以胰俞为重点，来回重复 5 分钟；再用指擦法自上而下擦背部督脉 3 分钟，以热透为度。

第十四讲 | 糖尿病低血糖
的防治

低血糖是糖尿病治疗过程中最常见的问题。糖尿病并发低血糖如果不能及时得到纠正可诱发心律失常、心脑血管意外,甚至导致意识障碍,危及生命。

 糖尿病并发低血糖的主要原因有哪些

(1)进食少而未及时调整降糖药的用量;或应用胰岛素等其他降糖药后未及时进食。

(2)运动过度。

(3)联合应用降糖药物导致药物过量。

(4)同时应用磺脲类药物及具有增强其降糖作用的药物。

(5)胰高血糖素、肾上腺素分泌不足,不能进行及时有效的血糖调节,热量摄入不足可发生严重低血糖反应。

(6)患者肝肾功能不全可延长降糖药物的半衰期并增强降糖作用。

 如何预防糖尿病并发低血糖

(1)要进行糖尿病知识的宣教,使患者全面了解糖尿病及其并发症的临床表现、诱发因素、危害及救治措施。

(2)控制饮食不是单一盲目地减少进食量,饮食与治疗不能脱节,而是要求做到规律、定量、定时。控制进食总热量,并合理分配一日三餐的摄入量。饮食减少时降糖药物相应减量甚至停用。还要根据活动量、环境、情绪适当调整用药量。在血糖稳定的前提下,睡前、餐与餐之间、运动前可适当加餐。

(3)注射胰岛素或口服降糖药后要按时进餐。

（4）运动不足不能起到降糖的作用，但运动过量将导致低血糖的发生。运动最佳时间是餐后 30 分钟，避免空腹运动。运动要有规律。并发急性感染、酮症酸中毒、严重心脑肾等病变时，禁止锻炼。

（5）因个体差异，每个患者对降糖药的敏感性差异较大，应用降糖药后要定时检测血糖的变化、波动情况，调整降糖药的用量，制订个体化方案，不要随意加大或减少降糖药的摄入量。在联合应用降糖药或与其他具有降糖副作用的药物同时应用时，要避免起到协同降糖作用。明确合并有心、肝、肾等脏器功能衰退者，宜适当减少降糖药物剂量。

（6）降糖药物尤其是胰岛素、磺脲类药物应用剂量不宜过大，切忌盲目加量。

第十五讲 | 糖尿病酮症
酸中毒的防治

为什么会出现糖尿病酮症酸中毒

糖尿病酮症酸中毒为常见的糖尿病急性并发症,是糖尿病患者在各种诱因(诸如感染、饮食不当、外伤、手术、妊娠等应激情况)下导致升糖激素过度升高,使原已功能不全的胰岛 β 细胞逐渐衰竭,导致胰岛素分泌严重不足,造成糖、蛋白质和脂肪代谢异常,以致水、电解质、酸碱平衡失调,出现明显的高血糖、高血清酮体、脱水、电解质紊乱、代谢性酸中毒等综合征。

 糖尿病酮症酸中毒临床表现有哪些

糖尿病酮症酸中毒临床上有多尿加重、食欲减退、恶心、呕吐、腹痛、呼吸深长有酮味、脱水、休克、昏迷等危重表现。它曾经是糖尿病患者死亡的主要原因,病死率大约为 10%。但随着对本病认识的提高,目前多数患者能得到及时诊断和有效治疗,病死率大大下降。糖尿病酮症酸中毒的诊断并不困难,关键在于想到本病发生的可能性。糖尿病患者出现病情不稳定、多尿症状加重、恶心、呕吐、脱水等,若合并有感染、饮食或治疗不当等诱因,应首要进行的实验室检查包括:血糖、尿素氮/肌酐、血清酮体、电解质、渗透压、尿常规、尿酮体、血气分析、血常规、心电图等。若怀疑合并感染还应进行血、尿和咽部的细菌培养。如血清酮体升高或尿糖和酮体阳性伴血糖增高,血 pH 和(或)二氧化碳结合力降低,无论有无糖尿病病史,都可诊断为糖尿病酮症酸中毒。具体诊断标准见下表。

表 4　糖尿病酮症酸中毒诊断标准表

DKA	血糖（mmol/L）	动脉血 pH	血清 HCO$_3^-$（mmol/L）	尿酮体[1]	血清酮体[1]	血浆有效渗透压[2]	阴离子间隙（mmol/L）[3]	神经状态
轻度	>13.9	7.25～7.30	15～18	阳性	阳性	可变	>10	清醒
中度	>13.9	7.00～<7.25	10～<15	阳性	阳性	可变	>12	清醒/嗜睡
重度	>13.9	<7.00	<10	阳性	阳性	可变	>12	木僵/昏迷

注：1) 硝普盐反应方法；
　　2) 血浆有效渗透压的计算公式：$2 \times ([Na^+] + [K^+])$（mmoL/L）＋血糖（mmol/L）；
　　3) 阴离子间隙的计算式：$[Na^+] - [Cl + HCO_3^-]$（mmoL/L）。

3　如何治疗糖尿病酮症酸中毒

　　糖尿病酮症酸中毒的治疗目的在于迅速逆转酮血症和酸中毒，纠正水电解质失衡。对于轻度糖尿病酮症酸中毒，神志清、能进食的患者，可皮下注射胰岛素治疗，而对于中、重度糖尿病酮症酸中毒患者，应予立即静脉补充胰岛素，并给予输液、补钾，且注意去除诱因。去除诱因是防治糖尿病酮症酸中毒的重要环节，不仅贯穿于治疗的始终，而且是预防糖尿病酮症酸中毒发生或复发的关键。

第十六讲 | 糖尿病视网膜病变的防治

糖尿病视网膜病变和哪些因素相关

糖尿病视网膜病变是糖尿病最常见的慢性眼部并发症之一，是我国成年人致盲的首要原因。糖尿病视网膜病变的主要危险因素包括糖尿病病程、高血糖、高血压和血脂紊乱、糖尿病合并妊娠、周围神经病变、吸烟、青春期发育和亚临床甲状腺功能减退等因素，遗传也具有相关性。

 糖尿病视网膜病变的治疗方法有哪些

糖尿病视网膜病变是糖尿病常见微血管并发症，致盲率高，危害严重，早期筛查、及时诊断和综合干预至关重要。

（1）严格控制血糖和血压。

（2）激光光凝术、抗血管内皮生长因子玻璃体腔注射以及玻璃体切割手术仍然是治疗糖尿病视网膜病变的主要手段。其中，激光光凝术是高危增殖性糖尿病视网膜病变患者及一些严重非增殖性视网膜病变患者的主要治疗方法；玻璃体腔内注射抗血管内皮生长因子适用于威胁视力的糖尿病性黄斑水肿，对于累及黄斑中心凹的黄斑水肿，该方法仍然是目前标准的一线治疗。

（3）改善微循环，增加视网膜血流量。可以选择使用明目地黄丸、复方丹参滴丸、芪明颗粒、复方樟柳碱注射液、脉络宁注射液、丹参川芎嗪注射液、羟苯磺酸钙等药物。

（4）可以选择服用中药汤剂和针灸治疗的方法。以益气养阴、活血化瘀、标本兼治为原则,针灸治疗取双侧睛明、球后、瞳子髎、风池、视区、足三里、血海、阴陵泉、三阴交、太溪、太冲穴按压。中药汤剂的选择以益气养阴为原则,用杞菊地黄汤加减滋阴补肾,养肝明目,用补阳还五汤加减补气养血,活血通络。

第十七讲

糖尿病肾病
的防治

什么是糖尿病肾病

糖尿病肾脏病变主要为糖尿病自身微血管病变引起的糖尿病肾脏疾病,包括肾脏继发感染、肾小动脉硬化、肾乳头坏死、肾衰竭等。糖尿病肾病是糖尿病的主要并发症之一,也是糖尿病致残和致死的重要原因之一。

临床上以糖尿病患者出现持续性蛋白尿为主要标志,其肾脏病理改变以肾小球系膜区无细胞性增宽或结节性病变,肾小球毛细血管基底膜增厚为特征。如今糖尿病肾病患病率迅速增加,其中 1 型糖尿病患者糖尿病肾脏疾病的患病率为 33%～40%,2 型糖尿病患者为 20%～25%。1 型糖尿病易并发糖尿病肾病,在青春期前或病程 5 年以下的患者发生糖尿病肾病的可能性较小,以后逐年上升,每年以 3% 左右的速度增加;病程 15～17 年后达高峰;病程 20～25 年后患病率最高,达到 40% 左右,以后逐年下降。2 型糖尿病患者糖尿病肾病的患病率低于 1 型糖尿病患者,但由于 2 型糖尿病的患病率较 1 型糖尿病高,故 2 型糖尿病所致的糖尿病肾病临床上更多见。2 型糖尿病患者的肾病患病率也随年龄和病程而增加,病程小于 5 年的患病率为 7%～10%,病程 20～25 年的患病率为 20%～35%,病程大于 25 年的患病率高达 57%。

 和非糖尿病肾脏疾病相比,糖尿病肾病临床表现有什么特殊性

(1) 尿蛋白显著增多。

（2）低蛋白血症较非糖尿病肾脏疾病患者显著，系与糖尿病神经营养障碍及尿中丢失大量蛋白质有关。

（3）体液潴留较显著。肾衰时高度水肿，腹水及胸腔积液者较多见，往往因顽固性高度水肿、心衰而提前进行透析。高龄患者多合并冠心病，故低排出量心衰、水肿者也多见。

（4）患有糖尿病肾脏疾病时会抑制肾素原分解为肾素，以致低肾素性低醛固酮血症较多见，此类患者即使尿量每日在100 ml 以上，并发高钾血症仍多见。

（5）出现消化道症状，如厌食、恶心、呕吐等。空腹或清晨时较明显，可在肾衰竭早期即出现，且于透析后不像非糖尿病肾脏疾病者那样易缓解，糖尿病易并发自主神经功能障碍，可伴以腹胀、腹泻或便秘。

（6）神经系统尤其周围神经病变较常见。尿毒症患者的周围神经病变症状经透析后较易消失；患有糖尿病时腱反射多迟钝或消失，而患有尿毒症时则多亢进。

（7）患有糖尿病时多有自主神经功能障碍。除消化道症状外，尚易伴发尿潴留、血压波动大、卧位时高血压和体位性低血压。血透患者血容量改变较大时，血压波动更显著。

（8）心血管并发症常见。糖尿病肾病微量蛋白尿的出现，多提示已并发冠状动脉硬化，老年 2 型糖尿病患者尤为多见，冠心病常为致死原因。

（9）糖尿病肾脏疾病多伴有糖尿病的其他并发症，如视网膜病变导致的失明、肌力低下、运动障碍、肢体溃疡、闭塞性脉管炎导致的截肢等。

（10）在严重的糖尿病肾脏疾病患者中贫血较常见，这可能与营养不良和肾脏受损导致红细胞生成素产生减少有关。肾糖阈升高。严重的糖尿病肾脏疾病患者的肾糖阈常升高,尿糖常减少,而且血糖波动大,易发生低血糖。

 ### 如何防治糖尿病肾病

早期筛查,优化生活方式,积极降压、调脂以及平稳降糖是糖尿病肾病防治的有效途径。

(1) 积极降压,控制血糖,保护肾脏功能。积极控制血糖的同时,应该把血压的控制摆在糖尿病肾病治疗的突出位置。血压目标值仍然是小于 130/80 mmHg,在血压降至目标值的前提下,不同降压药在肾脏保护作用方面仍存在差异,血管紧张素转换酶抑制剂(ACEI)或血管紧张素 Ⅱ 受体阻滞剂(ARBs)是目前证据最多的具有减少蛋白尿、肾脏保护作用的药物。中国糖尿病防治指南推荐 ACEI 或 ARBs 为首选药物。

(2) 平稳降糖,减轻肾脏损害。《中国 2 型糖尿病防治指南》(2017)推荐将 HbA1c 控制在 7.0% 以下。糖尿病肾病降糖药物的选择,以不加重肾损害的药物为主。在其早期和肾功能尚可时,可选用经肾脏排泌较少的格列喹酮或非磺脲类促泌剂(瑞格列奈);对于肾功能受损的患者应选用胰岛素。由于胰岛素的降解和排泄均减少,容易产生蓄积,引发低血糖,因此胰岛素应从小剂量开始,最好选用短效胰岛素。二甲双胍禁用于肾功能不全者。

(3) 改善血脂,减低肾脏脂毒性。2 型糖尿病患者典型的脂代谢异常表现为高甘油三脂血症,低、高密度脂蛋白胆固醇和小而密低密度脂蛋白胆固醇粒子增多。小而密低密度脂蛋白胆固醇极容易在动脉壁沉积或在肾脏的基底膜上沉积,刺激细胞外基质增生，且非常容易被氧化，是糖尿病肾损伤的重要原因。对于没有心血管疾病且年龄 40 岁以上者，如果低密度脂蛋白胆固醇在 2.5 mmol/L 以上或总胆固醇在4.5 mmol/L 以上者应使用他汀类调脂药；年龄 40 岁以下，如同时存在其他心血管疾病危险因素（高血压、吸烟、微量白蛋白尿等）时应使用他汀类调脂药。

（4）重视非药物治疗，提倡健康生活方式。非药物疗法包括戒烟、适度的规律运动、减轻体重、控制饮酒、减少盐的摄入量、增加蔬菜和低糖水果的摄入量、减少食物中饱和脂肪酸的含量和脂肪含量、减轻精神压力、保持心理平衡。

第十八讲 | 糖尿病足的防治

什么是糖尿病足

糖尿病足是糖尿病患者最常见的慢性并发症之一。糖尿病足是发生于糖尿病患者的与局部神经异常和下肢远端外周血管病变相关的足部感染、溃疡或深部组织破坏,严重者可发生全足的坏疽,甚至截肢。由于糖尿病足不能彻底治愈,因此糖尿病足的预防就尤为关键。

 产生糖尿病足的原因有哪些

糖尿病足的基本发病因素是神经病变、血管病变和感染,共同作用可导致组织的溃疡和坏疽。糖尿病自主神经病变所造成的皮肤干燥、开裂和局部的动静脉短路也可能促使或加重糖尿病足的发生、发展。周围动脉病变是造成糖尿病足的另外一个重要因素,可能导致患者出现间歇性跛行的典型症状,一些并发严重周围动脉病变的糖尿病患者可以无此症状而发生足溃疡;当缺乏感觉的足部受到损伤时,周围动脉的缺血性病变会加重糖尿病足病变。对于有严重的周围动脉病变的糖尿病患者,在采取措施改善周围供血之前,足溃疡难以好转。糖尿病足溃疡的患者容易合并感染,感染又是加重糖尿病足溃疡甚至是导致患者截肢的因素之一。

 糖尿病足的临床表现有哪些

(1)患者足部皮肤瘙痒,干而无汗,肢端发凉。足部皮肤浮肿或干枯,颜色变暗及产生色素斑,皮毛脱落。

（2）足部肢端刺痛、灼痛、麻木、感觉迟钝或丧失,脚踩棉絮感,鸭步行走,间歇跛行,休息时疼,下蹲起立困难。

（3）足部肢端营养不良,肌肉萎缩,张力差。

（4）足部关节韧带易损伤,骨质破坏,可发生病理性骨折。

（5）足部肢端动脉搏动减弱或消失,血管狭窄处可闻及血管杂音,深浅反射迟钝或消失。

（6）足部肢端皮肤干裂或水肿,出现血疱、糜烂、溃疡、坏疽或坏死等症状。

 糖尿病足的防治措施是什么

（1）加强糖尿病患者教育,使患者充分认识糖尿病的并发症以及其危害性,早期进行糖尿病治疗,积极有效控制血糖指数,防止并发症的发生。

（2）加强筛查和随访。有下列危险因素者需加强筛查和随访：

① 糖尿病有足癣患者。

② 有周围神经病变的症状和（或）体征：足麻木、痛觉或者触觉减弱或消失、足发热、皮肤不出汗、肌肉萎缩、鹰爪样趾、压力点的皮肤增厚。

③ 有缺血性血管病变症状：运动引起的腓肠肌疼痛或足发凉。

④ 有足部溃疡的病史。

⑤ 周围血管病变的体征：足发凉、皮肤发亮变薄、脉搏消失。

⑥ 糖尿病的其他慢性并发症：肾衰或明显的视网膜病变等。

⑦ 严重的足畸形。

⑧ 个人的因素：社会经济条件差、老年或独自生活、拒绝治疗和护理者。

（3）预防足溃疡的发生：

① 强化基础治疗和预防。

② 良好控制血糖。

③ 合理饮食，保持双脚皮肤的清洁和干爽。

④ 防止双脚皮肤受伤。

⑤ 防止双脚皮肤感染。

⑥ 定期足部运动，每天坚持小腿和足部运动 30～60 分钟可以改善下肢血液循环，预防足部病变的发生。

⑦ 禁止吸烟。

（4）养成正确的生活方式：

① 糖尿病患者鞋袜的挑选要合适，以舒适为度，鞋尖宜宽大、尺码合适、透气性好。袜子要吸水性、透气性好，松软暖和、纯羊毛或棉制品较好。穿鞋前应检查鞋内是否有小砂粒等异物，或有不平整的地方。穿新鞋时，第 1 天不超过 0.5 小时，检查足部有没有被挤压或摩擦。足底如有畸形，应定做专门的鞋，防止脚被磨伤。不要赤脚行走，或赤脚穿凉鞋、拖鞋，防止异物损伤足部皮肤。经常修剪趾甲。修剪时，趾甲不要剪得太短和太接近皮肤。不要将趾甲的边缘修成圆形或有角度，否则容易损伤甲沟皮肤，造成感染。

② 促进足部循环：注意足部保暖，但不宜用热水袋、电热器等物品直接保暖足部。长期服用复方丹参片等药物。慎重处

理小伤口：如有皮肤破口，要严格消毒，彻底清洁受伤处；消毒时避免使用碘酒等强烈刺激的消毒剂；请勿使用硬膏、鸡眼膏或有腐蚀性的酸性药物，以免发生皮肤溃疡；若伤口 2～3 天仍没愈合，应尽早转入糖尿病足专科，切勿拖延。

（5）中药外治法：

① 油膏外敷：中药油膏剂根据创面情况采用清热解毒、凉血、活血、敛疮生肌为法，促进创面愈合。早期（炎症坏死期），宜以祛腐为主，方选九一丹；中期（肉芽增生期），宜以祛腐生肌为主，方选红油膏等。后期（瘢痕长皮期），宜以生肌长皮为主，方选生肌玉红膏等。

② 中药熏洗疗法：熏洗疗法是以中医药基本理论为指导，用中药煎煮后，先利用蒸气熏蒸，再用药液淋洗、浸浴全身或局部患处的一种治疗疾病的方法。可以使用黄芪、透骨草、威灵仙、伸筋草、大黄、当归、红花、黄柏、黄连、桂枝、乳香、没药等。

（6）遇下肢血管狭窄明显者可考虑采用血管介入疗法或血管搭桥术，可有效改善下肢循环。

第十九讲 | 糖尿病性脑血管病的防治

什么是糖尿病性脑血管病

糖尿病性脑血管病是以突然晕倒,不省人事,伴有口眼歪斜,语言不利,半身不遂,或未晕倒而突然出现半身不遂为主要症状的一类疾病,包括脑出血、蛛网膜下腔出血、脑梗死、脑血栓形成、短暂性脑缺血发作等。其发病急,来势猛,变化迅速。糖尿病性脑血管病可分为出血性脑血管病和缺血性脑血管病两大类。糖尿病性脑血管病以缺血性脑血管病为多见。临床上以短暂性脑缺血发作、脑血栓形成、多发性腔隙性脑梗死更为常见。

 糖尿病性脑血管病有什么样的临床表现

① 出血性脑血管病:多发生在剧烈运动、酗酒、情绪激动后,发病突然、急剧。经常有头痛现象,出现中枢和周围神经损伤症状,意识障碍的发生率较高。发病后 2～3 天内可能逐渐稳定,如进行性加重,则预后较差。

② 缺血性脑血管病:由于清晨血糖高,血液浓缩,而且早晨血压也经常偏高,所以缺血性脑血管病多发生于上午 4：00～9：00。初发病灶多较局限,症状较轻,或没有明显的自觉症状。首发症状多为起床时某一肢体乏力、自主活动受限、肌力下降,可能在较短的时间内有明显缓解。由于颅内压多无明显升高,故头痛多不严重或不明显。

糖尿病性脑血管病诊断的主要依据是影像学检查,常用头颅 CT、核磁共振、经颅三维多普勒、同位素脑血流测定等方法。

3　如何防治糖尿病性脑血管病

（1）控制血糖，尽可能使血糖正常或接近正常。

（2）控制高血压，糖尿病患者的高血压应较非糖尿病患者的控制更严格。

（3）定期化验血脂、血液黏稠度，测量血压、心电图，纠正血脂代谢紊乱。

（4）长期服用小量抗凝药，如阿司匹林。

（5）提倡健康的生活方式，如合理饮食、戒烟限酒、适当运动、低盐低脂饮食等。

（6）及早发现、及早治疗脑血管病变。一旦发生脑血管意外，立即送医院急症处理。

（7）促进机体功能的康复。恢复期特别要注意肢体功能的康复训练，可配合进行针灸、理疗、推拿等治疗，以增强肌力，促进肢体运动功能的康复。糖尿病性脑血管病后的康复治疗一般在发病后2周即应开始训练。视患者的能力，坚持肢体活动锻炼，但应循序渐进，而不应操之过急。糖尿病性脑血管病患者发病后2年内都是恢复期，在此期间均应坚持言语功能、生活技巧的训练，以提高日常生活活动能力。

（8）中医中药治疗。糖尿病性脑血管病在急性期和康复期可辨证服用中药治疗，对改善脑循环、促进康复有一定的帮助。

第二十讲

患糖尿病的妇女
生育需注意什么

糖尿病在妊娠期分为两种情况:一种是妊娠前已有糖尿病,为糖尿病合并妊娠;另一种是在妊娠期发生或首次发现的糖耐量异常,为妊娠期糖尿病。

患糖尿病的妇女生育需注意以下几方面:

1. 糖尿病妇女应计划妊娠,在糖尿病未得到满意控制之前应采取避孕措施。应告知已妊娠的糖尿病妇女在妊娠期间强化血糖控制的重要性,以及高血糖对母婴带来的可能危险。在计划妊娠之前,应认真地回顾如下病史:

(1)糖尿病的病程。

(2)急性并发症,包括感染史、酮症酸中毒和低血糖。

(3)慢性并发症,包括大小血管病变和神经系统病变。

(4)详细的糖尿病治疗情况。

(5)其他伴随疾病和治疗情况。

(6)月经史、生育史、节育史。

(7)家庭和工作单位的支持情况。

2. 由糖尿病医师和妇产科医师评估是否适合妊娠。

3. 如计划妊娠,应在受孕前进行如下准备:

(1)全面检查,包括血压、心电图、眼底、肾功能等。

(2)停用口服降糖药物,改用胰岛素控制血糖。

(3)严格控制血糖,加强血糖监测,餐前血糖控制在 3.9~6.5 mmol/L,餐后血糖<8.5 mmol/L。

(4)严格控制血压,孕妇无器官功能损伤时,收缩压控制在130~155 mmHg,舒张压控制在 80~105 mmHg;孕妇并发器官功能损伤时,则收缩压控制在 130~139 mmHg,舒张压应控制在 80~89 mmHg。常用口服降压药包括拉贝洛尔(每次50~150 mg, 3~4 次/d)、二氢吡啶类钙离子拮抗剂、α受体阻滞剂酚妥拉明。但 ACEI 和 ARB 类孕期均不推荐使用。

（5）停用他汀类及贝特类调脂药物。

（6）加强糖尿病教育。

（7）戒烟。

4. 应尽早对妊娠期糖尿病进行诊断。在确诊后，应尽早按糖尿病合并妊娠诊疗常规进行管理，1～2 周就诊 1 次，进行糖尿病教育。

5. 饮食控制标准：既能保证孕妇和胎儿的能量需要，又能维持血糖在正常范围，而且不发生饥饿性酮症。尽可能选择低升糖指数的碳水化合物。对使用胰岛素者，要根据胰岛素的剂型和剂量来选择碳水化合物的种类和数量，应实行少食多餐制，每日分 5～6 餐。

6. 自我监测检查空腹、餐前血糖，及时增加食物摄入量，必要时在监测血糖的情况下静脉输入适量葡萄糖。若出现酮症酸中毒，按酮症酸中毒治疗原则处理。

7. 血压应该控制在不高于 130/80 mmHg。

8. 3 个月进行 1 次肾功能、眼底和血脂检测。加强胎儿发育情况的监护。

9. 分娩方式：糖尿病本身不是宫产指征，无特殊情况经阴道分娩。但如合并其他的高危因素，应进行选择性剖宫产或放宽剖宫产指征。分娩时和产后加强血糖监测，保持良好的血糖控制。

10. 分娩后胰岛素需求减少，应减少胰岛素用量，逐渐停用胰岛素，并进行血糖检测。

参考文献

［1］杜媛媛.中西医结合治疗糖尿病合并妊娠的临床研究［J］.实用妇科内分泌电子杂志,2019,6(33):16-19.

［2］袁明霞.糖尿病视网膜病变的早期诊断与综合防治［J］.中国医刊,2018,53(4):358-361.

［3］杜营营,高歌,关小宏,等.糖尿病足防治及护理进展［J］.中华损伤与修复杂志(电子版),2017,12(5):389-391.

［4］毛丽萍,李文惠,黄海,等.中医药防治糖尿病足的研究进展［J］.世界临床药物,2017,38(9):597-600.

［5］中华中医药学会.糖尿病视网膜病变的中医防治［J］.糖尿病天地(临床),2016,10(10):470-472.

［6］卢翠玲.探析糖尿病合并脑血管病的临床特点与防治［J］.齐齐哈尔医学院学报,2016,37(7):873-874.

［7］鹿明娟.糖尿病足及其防治［J］.世界最新医学信息文摘(电子版),2015,15(39):27.

［8］陈丽玉,郑华春,张玲丽,等.2型糖尿病患者低血糖的原因分析及防治对策［J］.实用糖尿病杂志,2014,10(6):21-22.

［9］江婷,方朝晖,凌含鹏,等.糖尿病视网膜病变的中医药防治［J］.中医药临床杂志,2014,26(3):324-326.

［10］陈伟,高民,江中立,等.《中国糖尿病运动治疗指南》解读［J］.中华医学信息导报,2014(2):19.

［11］陈莉明.从中国2型糖尿病防治指南看糖尿病肾病的诊断和治疗［C］//中国中西医结合学会.5th全国中西医结合内分泌代谢病学术

大会暨糖尿病论坛论文集.中国中西医结合学会:中华中医药学会糖尿病分会,2012:267-271.

[12] 郑大凤,冯敏,李琳玲.糖尿病视网膜病变的防治[J].国际眼科杂志,2012,12(7):1289-1291.

[13] 张氏玉兰.糖尿病足临床研究和防治对策[D].南京:南京中医药大学,2012.

[14] 中华医学会糖尿病学分会.中国2型糖尿病防治指南(十四):妊娠糖尿病与糖尿病合并妊娠[J].中国社区医师,2012,14(8):9.

[15] 倪青.糖尿病脑血管病的中西医结合诊断与治疗[J].实用糖尿病杂志,2012,8(1):58-60.

[16] 赵云涛.中国2型糖尿病防治指南(十三):糖尿病足的诊治[J].中国社区医师,2012,14(7):7.

[17] 杨玺.糖尿病性脑血管病的临床诊断与治疗[J].中国社区医师(医学专业),2012,28(3):7.

[18] 杜敏,杨玺.糖尿病性脑血管病的临床特点[J].中国社区医师,2010,12(26):5.

[19] 奚九一,李真,范冠杰,等.糖尿病中医防治指南糖尿病足[J].中国中医药现代远程教育,2011,9(19):140-143.

[20] 吴志国,赵小静.糖尿病足的防治[J].医学信息(上旬刊),2011,24(6):35-37.

[21] 郭钦杰.糖尿病足的防治[J].中国社区医师(医学专业),2011,27(11):277.

[22] 张莹.糖尿病并发低血糖症的原因与防治[J].中外医疗,2011,30(6):109.

[23] 何常英.糖尿病合并妊娠及妊娠期糖尿病筛查治疗的临床研究[J].菏泽医学专科学校学报,2010,22(4):35-38.

[24] 许樟荣.糖尿病足病的防治[J].中华糖尿病杂志,2009(5):386-389.

[25] 刘薇.糖尿病低血糖的防治[J].中国疗养医学,2009,18(6):549.

[26] 姚乐儿.糖尿病可以治愈吗[J].心血管病防治知识,2009(6):69.

[27] 基茨米勒,徐赫男.糖尿病合并妊娠的管理共识(下)[J].糖尿病天地(临床),2009,3(4):170-173.

[28] 基茨米勒,徐赫男.糖尿病合并妊娠管理共识(上)[J].糖尿病天地(临床),2009,3(3):117-129.

[29] 姜燕荣,陶勇.科学防治糖尿病视网膜病变[J].中国糖尿病杂志,2007,15(7):385-386.

[30] 范子田,高雪莲,杨慧霞.糖尿病合并妊娠的临床特点和处置原则[J].中国医刊,2006,41(9):12-14.

[31] 黄云鸿,吴艺捷.糖尿病及常见并发症:糖尿病酮症酸中毒的诊断和防治[J].新医学,2004,35(1):16-17.

[32] 张新阳,吴连方.糖尿病合并妊娠和妊娠期糖尿病的特点[J].实用妇产科杂志,2001,17(5):254-255.

[33] 钱荣立.糖尿病酮症酸中毒的防治[J].内科急危重症杂志,1996,2(2):76-77.

[34] Li G X,Jiao X H,Cheng X B. Correlations between blood uric acid and the incidence and progression of type 2 diabetes nephropathy[J]. European Review for Medical and Pharmacological Sciences,2018,22(2):506-511.

[35] 中国2型糖尿病防治指南(2017年版)[J].中国实用内科杂志,2018,38(4):292-344.

[36] 李素荷.针灸推拿康复美容实验教材[M].广州:广东高等教育出版社,2012.

[37] Brown M A,Magee L A,Kenny L C,et al. Hypertensive disorders of pregnancy:ISSHP classification,diagnosis,and management recommendations for international practice[J]. Hypertension (Dallas,Tex.:1979),2018,72(1):24-43.

[38] 迟家敏.实用糖尿病学[M].4版.北京:人民卫生出版社,2015.